Smriti Saraf
Diana Gorog

Trombólise endógena nas síndromes coronárias agudas

Smriti Saraf
Diana Gorog

Trombólise endógena nas síndromes coronárias agudas

Trombólise endógena: Uma entidade negligenciada, com utilidade prognóstica na Síndrome Coronária Aguda

ScienciaScripts

Imprint

Cover image: www.ingimage.com

This book is a translation from the original published under ISBN 978-3-659-42014-6.

Publisher:
Sciencia Scripts
is a trademark of
Dodo Books Indian Ocean Ltd. and OmniScriptum S.R.L publishing group

120 High Road, East Finchley, London, N2 9ED, United Kingdom
Str. Armeneasca 28/1, office 1, Chisinau MD-2012, Republic of Moldova, Europe
Printed at: see last page
ISBN: 978-620-8-11281-3

Índice:

Agradecimentos

Estou grata ao meu supervisor principal, Dr. Markos Klonizakis, professor clínico honorário na Universidade de Hertfordshire, pelo seu apoio, supervisão e orientação que me ajudaram a concluir este projeto e a escrever este livro.

Gostaria de aproveitar esta oportunidade para agradecer aos meus supervisores clínicos, a Professora Diana Gorog, Professora Convidada da Universidade de Hertfordshire e Cardiologista Intervencionista Consultora do East and North Hertfordshire NHS Trust, e o Professor Kenneth Farrington, Professor da Universidade de Hertfordshire e Nefrologista Consultor do East and North Hertfordshire NHS Trust, sem cujo apoio não teria sido possível realizar este estudo. Foram excelentes mentores e deram conselhos sólidos e apoio em todas as fases deste estudo.

Estou extremamente grato ao Dr. Dave Stott, ao Dr. David Wellsted e a Sam Norton, estatísticos da Universidade de Hertfordshire, que me ajudaram a efetuar a análise estatística dos dados.

Gostaria de agradecer a todo o pessoal do Departamento de Cardiologia do East and North Hertfordshire NHS trust pelo valioso apoio que me prestaram durante a realização deste estudo.

Gostaria também de agradecer ao Prof. Junichiro Yamamoto e à sua equipa, da Universidade de Kobe Gakuin, Kobe, Japão, por colaborarem connosco e nos ajudarem a comparar resultados em diferentes grupos étnicos.

Por último, mas não menos importante, um agradecimento especial à minha família, especialmente aos meus pais e ao meu marido Salil, sem cujo amor, encorajamento e apoio não teria terminado este estudo.

Antecedentes: As plaquetas fornecem o tampão hemostático inicial nos locais de lesão vascular. Participam também na trombose patológica que conduz ao enfarte do miocárdio, ao acidente vascular cerebral e à doença vascular periférica.

O desfecho de um enfarte agudo do miocárdio depende não só da formação e estabilidade de um trombo oclusivo, mas também da eficácia do processo trombolítico endógeno, que permite a reperfusão da artéria relacionada com o enfarte e previne episódios isquémicos recorrentes. Estão disponíveis vários testes de função plaquetária para medir o potencial trombogénico de um indivíduo, mas a sensibilidade destes testes continua a ser questionável, uma vez que a maioria destes testes utiliza sangue citratado e mede a resposta a um agonista específico. A trombólise endógena tem sido uma entidade negligenciada, e os seus efeitos benéficos nos resultados cardiovasculares não foram estudados em profundidade no passado, possivelmente porque até recentemente não existia nenhuma técnica disponível para medir a atividade trombolítica espontânea no sangue nativo. O Global Thrombosis Test (GTT) é um novo teste point of care que permite medir o tempo de formação do trombo (Occlusion time: OT) utilizando sangue nativo, evitando o uso de agonistas e tornando os resultados do teste mais fisiológicos. O GTT mede também o tempo de lise destes trombos formados sem a utilização de agentes líticos (Tempo de Lise: LT), permitindo medir o potencial trombolítico endógeno do doente.

Objetivo: O nosso objetivo neste estudo foi detetar os doentes em risco de futuros eventos trombóticos, apesar da dupla terapêutica antiplaquetária, quer devido a uma tendência pró-trombótica, quer devido a uma trombólise endógena deficiente, e determinar se estes dois parâmetros estavam correlacionados.

Métodos: O GTT foi utilizado para avaliar a atividade trombótica e trombolítica em voluntários saudáveis e em diferentes populações de doentes. 100 voluntários saudáveis foram testados com o GTT, tendo sido estabelecido um intervalo normal. 300 pacientes admitidos no hospital com diagnóstico de síndrome coronária aguda (SCA) foram incluídos no estudo e testados com o GTT após terem sido estabilizados com terapia antiplaquetária dupla (Aspirina e Clopidogrel). Todos estes doentes foram seguidos durante um ano, para determinar se os resultados basais da GTT eram um fator de previsão de eventos cardíacos recorrentes. O endpoint primário do estudo foi eventos cardiovasculares adversos maiores (MACE), que foi um composto de morte cardiovascular, enfarte do miocárdio não fatal, ou acidente vascular cerebral aos 12 meses.

Resultados: Todos os resultados foram analisados utilizando o pacote estatístico SPSS versão 16.0 (SPSS Inc., Chicago, Illinois).

Os 100 voluntários saudáveis eram todos não fumadores e não tomavam quaisquer medicamentos. Havia 55 homens e 45 mulheres, e a idade média era de 38 ± 11 anos (intervalo 22-76, IQR 11). A OT foi distribuída normalmente com uma média de 377,80s e, utilizando a média ± 2 DP, obtivemos um intervalo normal de 185569s (200-550s). A LT demonstrou uma distribuição enviesada com

valores que variaram entre 457 -2934s. Utilizando a transformação logarítmica, foi estabelecido um intervalo normal de 592 - 1923 (600-2000s) para a LT.
A OT e a LT estavam ambas prolongadas nos doentes com SCA em comparação com os voluntários normais (p<0,001). Não foi observada associação entre a OT e o risco de eventos cardiovasculares adversos maiores. O tempo de latência foi considerado um preditor significativo e independente de MACE num modelo multivariado ajustado para factores de risco cardiovascular. O LT > 3000 s foi o valor de corte ideal para prever MACE aos 6 meses [hazard ratio (HR): 2,48, 95% CI: 1,2-4,8, P= 0,008] e morte cardiovascular [HR: 4.04, 95% CI: 1.3-12.0, P= 0.012] e MACE aos 12 meses [HR: 1.9, 95% CI: 1.04- 3.5, P= 0.03] e morte cardiovascular [HR: 3.9,95% CI: 1.34-11.9, P= 0.013]. LT > 3000 s foi observado em 23% dos pacientes com SCA.
Conclusões: O nosso estudo sugere que a atividade trombolítica endógena baseada na lise de trombos ricos em plaquetas pode ser avaliada pelo ensaio GTT point of care, o que pode ajudar na identificação de doentes com SCA com elevado risco de futuros eventos cardíacos. O prolongamento da OT pode ser explicado pelos efeitos antiplaquetários da Aspirina e do Clopidogrel, uma vez que estes dois fármacos prolongam o tempo de formação de trombos e, consequentemente, aumentam a OT. São necessários mais estudos de grande dimensão para estudar os factores que podem reduzir o potencial trombogénico e melhorar a atividade trombolítica endógena, que pode ser monitorizada utilizando o GTT para melhorar os resultados cardiovasculares.

Objectivos, Hipótese e Resumo deste livro

Objetivo

O principal objetivo deste estudo foi identificar os doentes em risco recorrente de eventos trombóticos, apesar de estarem sob terapêutica antiplaquetária dupla, utilizando um novo sistema point of care - o GTT. Pretendemos determinar se a OT ou LT é um preditor significativo de eventos cardíacos adversos, e se existe uma correlação entre estas duas variáveis.

Hipótese

Entre os pacientes que recebem terapia antiplaquetária dupla com doses padrão de aspirina e clopidogrel após uma síndrome coronária aguda, aqueles com reatividade plaquetária aumentada ou trombólise endógena prejudicada estão em risco aumentado de futuros eventos cardíacos adversos graves.

Esboço

No Capítulo 1, abordarei o mecanismo e os factores determinantes da formação de trombos e da trombólise endógena, os diferentes agentes antiplaquetários disponíveis, o mecanismo de resistência antiplaquetária e o papel dos diferentes testes de função plaquetária e fibrinolíticos plasmáticos na identificação de doentes em risco de futuros eventos cardíacos.

O Capítulo 2 explica a metodologia e, no Capítulo 3, discuto o desenvolvimento da gama normal de OT e LT em voluntários saudáveis nas populações ocidental e japonesa. O Capítulo 4 explora o papel do ADP na formação de trombos e o seu efeito na OT e LT em indivíduos saudáveis. Estuda também o efeito da Aspirina no prolongamento da OT, com um efeito moderado na LT em doentes com angina estável. Observa-se um efeito significativo do clopidogrel no prolongamento da OT, sem efeito significativo nos LT em indivíduos saudáveis e em doentes com angina estável. No Capítulo 5, é demonstrada a relação entre OT e MACE, LT e MACE e o efeito de outras variáveis sobre LT e MACE no grupo de doentes com SCA. Estuda-se também o efeito da dupla antiagregação plaquetária sobre a OT e a LT em doentes com angina estável, e faz-se a comparação com voluntários saudáveis e doentes com SCA. A comparação é feita com os resultados de dois testes de função plaquetária, o GTT e o ensaio Verify now. O Capítulo 6 discute as limitações da nossa metodologia, com ideias de investigação futura. Seguem-se os Apêndices, que incluem os documentos de aprovação ética, os Formulários de Relato de Caso, as publicações deste estudo e as referências.

Capítulo 1

Introdução

Antecedentes

A aspirina e o clopidogrel são os agentes antiplaquetários mais frequentemente utilizados em doentes com doença arterial coronária. No entanto, 5-60% dos doentes que tomam aspirina e 4-30% dos que tomam clopidogrel continuam a registar eventos trombóticos apesar do tratamento com estes agentes (Nguyen et al. 2005). A evidência de alguns estudos sugere que a redução da capacidade de resposta ou "resistência" aos agentes antiplaquetários está associada a eventos cardíacos adversos maiores (MACE) subsequentes. A definição de resistência aos fármacos antiplaquetários depende em grande medida do método utilizado para medir a função plaquetária. Como resultado, nenhuma definição padrão foi universalmente aceite. No entanto, ainda não se sabe se a alteração da terapêutica com base nos testes de função plaquetária é benéfica para os doentes. Atualmente, não existem diretrizes para o tratamento da resistência aos fármacos antiplaquetários. Embora os testes de função plaquetária no local de atendimento possibilitem o rastreio da resistência, o rastreio de rotina não tem sido recomendado na prática clínica devido à falta de medidas padronizadas da função plaquetária.

Os testes de função plaquetária são utilizados para detetar doentes com função plaquetária anormal, que pode ser congénita ou adquirida, e para detetar a ativação plaquetária em doentes com risco de eventos trombóticos. São também utilizados para monitorizar o efeito de agentes antiplaquetários, como a aspirina, o clopidogrel ou os inibidores da glicoproteína IIb/IIIa de membrana. A colheita incorrecta de sangue é uma das principais fontes de erro na medição da função plaquetária. A maioria dos testes carece de sensibilidade e tem um valor preditivo positivo baixo para eventos clínicos e é difícil de efetuar no contexto clínico. Não existe nenhum teste adequado à cabeceira da função trombótica, todos os testes anteriores que demonstraram resistência ao clopidogrel foram efectuados num laboratório de hematologia, longe do doente, e a maioria destes testes utilizou plasma rico em plaquetas ou sangue anticoagulado com citrato, ou doses supra elevadas de agonistas para induzir a agregação plaquetária e, por conseguinte, não eram "fisiológicos" em termos de representação real da situação in vivo (Zucker et al. 1978). Dados recentes do estudo Reclose 2-ACS demonstraram uma elevada reatividade plaquetária tanto ao clopidogrel como à aspirina em 9% dos doentes com SCA. Este fenótipo foi conhecido como reatividade plaquetária global elevada (GHPR), e a GHPR foi significativamente associada a eventos isquémicos cardiovasculares e morte cardíaca numa análise de regressão de Cox (MACE: HR=1,5[1,0-2,2], p=0,02; morte cardíaca: HR= 1,9[1,23,2], p=0,008). Estes resultados sugerem que a reatividade plaquetária global elevada é um parâmetro mais eficaz para identificar doentes com SCA com risco elevado de eventos cardíacos isquémicos (Marcucci et al. 2012).

Existem vários ensaios globais de fibrinólise, mas nenhum dos testes é efetivamente utilizado no contexto clínico (Stief et al. 2007). São demorados, exigem muito trabalho e, mais importante ainda, existe incerteza quanto ao biomarcador a medir, uma vez que existem poucos dados disponíveis sobre os níveis de marcadores fibrinolíticos e os resultados cardíacos. Para além disso, a maior parte dos testes disponíveis mede a lise do coágulo em vez da trombólise.

Os eventos trombóticos não dependem apenas da propensão para a formação de trombos, mas também da eficácia da atividade trombolítica endógena. A trombólise endógena é um mecanismo protetor contra a oclusão arterial duradoura, e o enfarte agudo do miocárdio (EAM) tem sido considerado como resultado da falha da trombólise espontânea atempada. Um grande número de pacientes com artérias ocluídas foi submetido a angiografia coronária semanas a meses após o IAM inicial, tendo sido demonstrada a patência da artéria culpada, sugerindo que a trombólise endógena teve um papel fundamental na dissolução do trombo (Swan et al. 2003). Esta entidade tem sido negligenciada até agora, mais ainda porque até recentemente não existia nenhum teste fisiológico disponível para avaliar a atividade trombolítica endógena.

O **Global Thrombosis Test** é um teste de ponto de atendimento que permite a medição da coagulação dinâmica e da trombólise espontânea, que é a lise de um trombo autólogo rico em plaquetas na ausência de activadores de plasminogénio adicionados. O teste é efectuado em sangue nativo não anticoagulado sem adição de agonistas externos. Nesta técnica, é formado um trombo oclusivo utilizando uma elevada tensão de cisalhamento, análoga à de uma artéria coronária estenosada. A primeira fase do teste (tempo de oclusão: OT) é utilizada como um marcador da função plaquetária; quanto mais reactivas forem as plaquetas, mais rapidamente ocorrerá a oclusão.

O reinício do fluxo sanguíneo após a oclusão deve-se à trombólise espontânea (Tempo de lise: LT). Trata-se de um teste próximo do doente, que fornece um resultado sobre o estado trombótico e trombolítico do doente, e é aplicável a situações clínicas agudas, bem como a um rastreio mais geral (Yamamoto et al. 2003).

Fisiopatologia da formação de trombos

As plaquetas são pequenas células discóides presentes no sangue, produzidas pela fragmentação dos megacariócitos e desempenham um papel importante na hemostase. Têm um diâmetro de 1-2pm e um tempo de vida de 5-10 dias. A contagem normal de plaquetas é de 150.000-350.000 por microlitro de sangue. O endotélio vascular é responsável pela manutenção da integridade da parede do vaso. O endotélio intacto liberta óxido nítrico, prostaciclina, ectonucleotidase CD39, trombomodulina e inibidor da via do fator tecidular, que inibem a formação de trombos. A CD39 é uma enzima ectonucleosídeo trifosfato difosfohidrolase e um componente integral do endotélio. Degrada o ADP através da neutralização da releastase pró-trombótica, impedindo assim a formação de trombos. Também reduz a libertação de norefinefrina no coração e previne arritmias cardíacas graves (Marcus et al. 2005).

A rutura do endotélio pelo fluxo sanguíneo resulta na exposição de substâncias pró-trombóticas, como o colagénio, o vWF, a fibrina, a fibronectina e o LDL oxidado, que activam a formação do complexo plaqueta-monócito e activam as plaquetas, resultando na agregação plaquetária. Os neutrófilos representam 40-60% dos leucócitos e os monócitos representam 5% da concentração de leucócitos. Tanto os neutrófilos como os monócitos têm uma semi-vida muito curta de até 20 horas, mas o seu tempo de vida aumenta aproximadamente três vezes na inflamação. A ativação dos leucócitos resulta na libertação de mediadores da inflamação, como a elastase, a catepsina G, a lactoferrina e as citocinas. Os diferentes tipos de citocinas libertadas são as interleucinas, o TNFa, o G-CSF e o GM-CSF. Estes mediadores da inflamação causam a adesão dos leucócitos ao endotélio, iniciam a libertação de radicais oxidantes O2 e H2O2 que resultam em danos nos tecidos que, por sua vez, causam a ativação e agregação plaquetárias. O fator tecidular também está presente na superfície dos monócitos e dos macrófagos, o que, juntamente com o fator VIIa, contribui para a cascata de coagulação. O fator tecidular forma um complexo com o Fator VIIa e converte o Fator X inativo em Fator Xa ativo.

O Fator X ativado combina-se então com o Fator V na presença de fosfolípidos e cálcio, gera trombina e resulta na formação de trombos (Gorbet et al. 2004).

O colagénio é uma proteína da parede do vaso que mantém a integridade do tecido e permite que os constituintes da matriz adiram ao vaso. Os colagénios I-IV reactivos às plaquetas suportam a adesão das plaquetas até taxas de cisalhamento relativamente elevadas e também induzem a formação de agregados de plaquetas a taxas de cisalhamento encontradas nos pequenos vasos até um cisalhamento de 2000s. (Farndale et al.2004). A acumulação de plaquetas no colagénio a taxas de cisalhamento de 300s a 1250s é aumentada pela coperfusão com fibronectina plasmática (Nievelstein et al. 1988). A fibronectina é um dímero de glicoproteína e componente do subendotélio, e ajuda na estabilização dos agregados de plaquetas após lesão vascular.

O vWF é uma glicoproteína multimérica sintetizada nas células endoteliais e nos megacariócitos. Está presente na matriz subendotelial, no plasma sanguíneo e nas plaquetas. Liga-se e transporta o Fator VIII e o colagénio e promove a adesão das plaquetas, a agregação e a formação de trombos (Ruggeri et al. 2007). A LDL oxidada é citotóxica para as células endoteliais e aumenta a formação de trombos através da formação de radicais livres e da diminuição da atividade da óxido nítrico sintase (Mehta et al. 2001). Também ativa o CD40 e aumenta a atividade das metaloproteinases. A via alternativa envolve a libertação de fator tecidular, que forma um complexo com o fator VIIa e ativa o fator IX, gerando trombina. O recetor PAR4 ativado por proteases é o principal recetor de trombina nas plaquetas e a trombina é responsável pela clivagem deste recetor na superfície das plaquetas, o que resulta na libertação de tromboxano A2, serotonina e ADP, que contribuem para a formação do trombo. O ADP é armazenado nos grânulos densos das plaquetas e ativa as plaquetas ligando-se aos receptores P2Y1 e P2Y12 (Fig. 1). Assim, a formação do trombo ocorre em duas fases - a fase inicial envolve a ativação das plaquetas mediada pela glicoproteína VI e pela glicoproteína Ia/IIa após a exposição ao colagénio, seguida da estabilização do trombo pela formação de trombina e fibrina desencadeada pela libertação do fator tecidular (Colman et al. 2006).

A rutura de uma placa aterosclerótica resulta na agregação de plaquetas e, eventualmente, na formação de um trombo intra-coronário. Este trombo obstrui o lúmen do vaso, resultando numa oclusão parcial ou total do fluxo sanguíneo. Este desequilíbrio entre a procura e a oferta do miocárdio resulta em isquemia coronária e apresenta-se clinicamente como uma síndrome coronária aguda. A placa aterosclerótica é composta por um núcleo lipídico central, rodeado por uma capa fibrosa. A placa é composta por várias células inflamatórias que resultam na rutura da capa fibrosa. Várias enzimas, como a metaloproteinase, também são produzidas pela placa e resultam numa maior rutura da placa. Os ateromas fibrosos de capa fina com espessura de capa fibrosa < 65 mm são mais susceptíveis de rutura e resultam em síndromes coronárias agudas.

A disfunção endotelial é um importante fator determinante da formação de trombos. O endotélio vascular intacto liberta óxido nítrico e prostaciclina que relaxam os vasos sanguíneos e inibem a ativação das plaquetas. Na disfunção endotelial, a libertação destas substâncias é reduzida, resultando na ativação e agregação das plaquetas e no aumento da formação de trombos.

Figura 1 - Receptores plaquetários

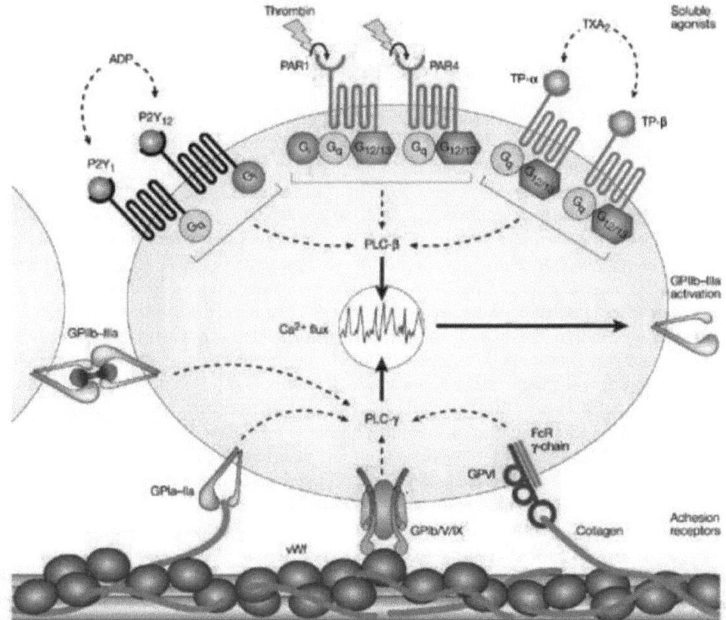

Nature Reviews Drug Discovery 2, 775-789

Determinantes da formação de trombos (tempo de oclusão) - Papel do cálcio e dos agonistas na agregação plaquetária

O cálcio intracelular desempenha um papel importante no processo de coagulação. Ativa a fosfolipase A2, o que resulta na libertação de ácido araquidónico, tromboxano A2 e, subsequentemente, aumenta a agregação plaquetária. Desempenha um papel tanto na via intrínseca como na via extrínseca da coagulação, uma vez que é necessária para a ativação dos factores VII, IX, X, XI e XIII. É também importante para a conversão do complexo da glicoproteína IIb/IIIa (GPIIb/IIIa) no recetor funcional do fibrinogénio e ajuda na ligação do fibrinogénio ao seu recetor (Shattil et al. 1985). A concentração de cálcio necessária para que ocorra a agregação situa-se no intervalo de 10-100pM, abaixo do qual não ocorre agregação plaquetária (Ataullakhanov et al. 1994). A maioria dos testes de função plaquetária utiliza sangue citratado e testa a ativação e agregação plaquetárias. Sabe-se que o citrato reduz significativamente a concentração plasmática de cálcio de 0,94-1,33 mM para 40-50 pM, o que resulta numa agregação plaquetária subóptima. A utilização de citrato trissódico em sangue citratado reduz a concentração de cálcio para níveis

significativamente baixos (Rebello et al. 2000), alterando a resposta plaquetária a agonistas e antagonistas, e torna os testes não fisiológicos ao eliminar os efeitos da trombina na agregação plaquetária. A concentração mínima de cálcio necessária para a agregação plaquetária é de 10 pM e, a níveis superiores a 250 pM, a trombina é gerada por plaquetas activadas e, eventualmente, a coagulação ocorre a níveis superiores a 330 pM (Scarborough et al. 1999).
Os testes de função plaquetária disponíveis utilizam agonistas como o ácido araquidónico, o colagénio, a epinefrina e o ADP em sangue citratado. Todos estes agonistas resultam na libertação do conteúdo dos grânulos das plaquetas e, subsequentemente, aumentam a produção de tromboxano A2, que acelera a agregação. Além disso, as concentrações destes agonistas in vitro são significativamente mais elevadas do que as medidas no sangue nativo. Existe também uma variabilidade intra-individual na libertação do conteúdo dos grânulos e do TXA2, **o que** põe em causa a fiabilidade dos resultados obtidos. Na concentração fisiológica de cálcio, nenhum destes agonistas provoca a formação de grânulos ou de TXA2 (Gorog et al.2009). Um estudo realizado por Patel et al. comparou a quantidade de agregação plaquetária utilizando diferentes quantidades de ADP (1, 5, 10 e 20 pM), não tendo sido observada diferença significativa na resposta agregatória com 10 pmol/l em relação a 20 pmol/l de ADP. Este estudo também demonstrou uma redução da agregação plaquetária no plasma anticoagulado com citrato. O anticoagulante não quelante de cálcio utilizado no estudo foi o PPACK (D-Fenialanil-L-propil-L-arginina clorometil-cetona) e a agregação plaquetária foi medida utilizando um Agregómetro de Transmissão de Luz (Patel et al. 2006).
A trombina é importante na via de ativação e agregação plaquetária. É uma proteína serina protease que cliva o fibrinogénio solúvel em fibrina insolúvel e provoca a ativação e agregação plaquetárias. Ativa os receptores de protease acoplados à proteína G PAR1 e PAR4 nas plaquetas, que, por sua vez, activam as proteínas G heterotriméricas e monoméricas, levando ao aumento da concentração de cálcio citosólico, à alteração da forma das plaquetas e ao aumento da agregação plaquetária. No sangue nativo, em doses fisiológicas de cálcio, todos os agonistas induzem a libertação de trombina e activam o sistema de coagulação intrínseco, resultando na libertação do conteúdo dos grânulos, na agregação plaquetária e na formação de trombos. A trombina converte o fibrinogénio em fibrina, que estabiliza o trombo na parede do vaso. No sangue citratado, o cálcio está abaixo da concentração limite de 250pM, o que sugere que a trombina não é gerada. Assim, a maioria dos testes de função plaquetária não avalia o papel da trombina na agregação plaquetária, e a exclusão de um mediador tão importante da trombose torna os resultados destes testes pouco fiáveis no contexto clínico. Os inibidores diretos da trombina, antagonistas do PAR1, como o Atopaxar e o Vorapaxar, foram recentemente desenvolvidos para inibir a trombose (Brass et al. 2003, O'Donoghue et al. 2011, e Morrow et al. 2012).
A proteína plasmática **vWF** é essencial para a adesão e ativação das plaquetas e regula a libertação de trombina ao ligar-se aos receptores de membrana das plaquetas, a glicoproteína Ib-IX-V e IIbIIIa (Crary et al.1995). Moake e colegas demonstraram a ligação do vWF à glicoproteína Ib in vitro, e esta ligação acaba por ajudar na ligação cruzada das plaquetas para formar um agregado (Moake et al. 1986). Um estudo efectuado por Nishida et al. revelou uma correlação inversa entre o vWF e o tempo de oclusão utilizando o GTT em 132 voluntários saudáveis, sugerindo que o vWF é essencial na formação de trombos (Nishida et al. 2006). Neste estudo, também se registou uma correlação inversa entre as hemácias, a hemoglobina, o hematócrito e o tempo de oclusão. Outro estudo japonês realizado por Ikarugi et al. também registou uma correlação inversa entre o hematócrito e o tempo de oclusão (Ikarugi et al. 2003).
Foi mencionado que **a tensão de cisalhamento** é necessária para a ativação das plaquetas e esta tensão pode variar entre 50-3000 dyne/cm^2 dependendo do grau de estenose arterial. Quando activadas por um cisalhamento elevado de, pelo menos, 250 dynes/cm^2 , as plaquetas libertam ADP e contribuem para a formação de trombos. Strony et al. demonstraram que as plaquetas são activadas por níveis elevados de tensão de cisalhamento em artérias coronárias estenosadas e aderem aos locais de danos na parede do vaso, acabando por formar um trombo (Strony et al. 1993).
O ADP é um nucleósido difosfato armazenado nos grânulos das plaquetas e libertado após a ativação das plaquetas. Liga-se aos receptores plaquetários P2X1, P2Y1 e P2Y12 acoplados à proteína G, resultando na libertação de cálcio intracelular, altera a forma das plaquetas e desempenha um papel importante na ativação e agregação plaquetárias através da inibição da enzima adenilil ciclase. Também gera tromboxano A2 através da hidrólise do ácido araquidónico do fosfolípido, o que aumenta o processo de agregação (Jianguo et al. 2002).

O colagénio é uma proteína natural que se encontra no subendotélio da parede do vaso e que fica exposta quando a parede do vaso é rompida. Liga-se aos receptores da glicoproteína VI e da glicoproteína Ia/IIa nas plaquetas e resulta na produção de tromboxano A2, que aumenta a agregação plaquetária. A glicoproteína Ib-V-IX liga-se ao vWF presente no colagénio e ativa ainda mais as plaquetas (Lodish et al. 2000).

A epinefrina, também conhecida como adrenalina, é uma catecolamina libertada pelas glândulas supra-renais a partir dos aminoácidos fenilalanina e tirosina. A tirosina é oxidada em L-Dopa que é descarboxilada em Dopamina. A dopamina p-hidroxilase converte a dopamina em norepinefrina, que é eventualmente metilada para formar epinefrina. A epinefrina liga-se ao recetor a2-adrenérgico nas plaquetas, inibindo a adenilil ciclase e libertando iões de cálcio. Induz a expressão do recetor de fibrinogénio e a ligação do fibrinogénio e ativa a agregação plaquetária (Shattil et al. 1989).

O ácido araquidónico é um ácido gordo polinsaturado ómega 6. É convertido em prostaglandina G2 e H2 e depois em tromboxano A2 pela ciclo-oxigenase e pela tromboxano sintase. O tromboxano A2 é um potente vasoconstritor e induz a ativação e a agregação plaquetárias.

Agentes antiplaquetários: uma revisão da evidência

Aspirina

A aspirina, também conhecida como ácido acetilsalicílico, inibe a produção de prostaglandinas e tromboxano A2 através da acetilação da COX1, a enzima que produz o precursor endoperóxido cíclico do tromboxano A2. A ação da aspirina na ciclo-oxigenase plaquetária é permanente, durando o tempo de vida da plaqueta (7-10 dias) e doses repetidas de aspirina produzem um efeito cumulativo na função plaquetária.

Para além de ser um agente antiplaquetário, funciona também como um medicamento anti-inflamatório com propriedades analgésicas. Uma metanálise realizada pela Antiplatelet Trialists collaboration analisou dados de 25 ensaios aleatórios e demonstrou que a aspirina reduziu a mortalidade vascular em 15% e os eventos vasculares não fatais (AVC ou enfarte do miocárdio) em 30% (Antiplatelet Trialists' Collaboration .1998). Uma outra metanálise efectuada pela Antithrombotic Trialists Collaboration examinou os dados de 195 ensaios clínicos que envolveram mais de 135 000 doentes e demonstrou uma redução de 40% dos acontecimentos cardíacos em doentes com angina instável que tomaram aspirina (Antiplatelet Trialists' Collaboration . 2002). O estudo ISIS-2 demonstrou uma redução significativa do reenfarte não fatal e do AVC em doentes com enfarte do miocárdio prévio que tomaram aspirina (ISIS-2 Collaborative Group.1988). 17187 doentes com EAM foram aleatorizados com controlo placebo, aspirina, estreptoquinase, ambos ou nenhum dos medicamentos. Foi observada uma redução significativa da mortalidade vascular no grupo aspirina quando comparado ao placebo (9,4% vs. 11,8%, $p< 0,001$). Os doentes admitidos com enfarte do miocárdio, que tomaram aspirina na semana anterior à admissão, também demonstraram uma redução dos episódios isquémicos e das taxas de reinfarto (Garcia-Dorado et al.1995). Num estudo de 539 doentes admitidos com SCA, 214 estavam a tomar aspirina antes da admissão. O IAM ocorreu em 52 (24%) destes doentes, em comparação com a angina instável em 162 (76%), e o IAM foi significativamente menor na coorte de doentes que tomaram aspirina antes da admissão, em comparação com os que não tomaram aspirina previamente (24% vs 54%, $p < 0,0001$). O Swedish Angina Pectoris Aspirin Trial (SAPAT) foi o primeiro estudo prospetivo sobre a aspirina em doentes com angina estável estabelecidos com um beta-bloqueador, demonstrando uma redução significativa na incidência do primeiro enfarte do miocárdio em doentes com sintomas de angina de peito estável (Juul-Moller et al. 1992). 2035 doentes com angina estável a tomar sotalol foram aleatorizados em dupla ocultação para tratamento com aspirina 75 mg por dia ou placebo. Verificou-se uma redução de 34% nos eventos de resultado primário que incluíam enfarte do miocárdio e morte súbita; (IC 95% 24-49%; $p = 0,003$). Num estudo cooperativo da Veterans Administration realizado por Lewis et al, 1266 homens com angina instável foram aleatorizados para receber aspirina ou placebo. O endpoint primário foi a morte e o enfarte agudo do miocárdio, cuja incidência foi 51% mais baixa no grupo da aspirina do que no grupo do placebo (5% vs. 10,1%, $p = 0,0005$) (Lewis et al. 1983). No entanto, a aspirina tem as suas limitações, uma vez que apenas inibe a síntese de TXA2 e tem pouco ou nenhum efeito sobre outros agonistas plaquetários. Inibe alguns inibidores plaquetários como a prostaciclina e os efeitos secundários importantes incluem hemorragias e irritação gástrica. A resistência à aspirina é observada em cerca de 30-40% dos doentes que continuam a sofrer eventos cardíacos adversos apesar de estarem a tomar aspirina.

Clopidogrel

O clopidogrel é um potente agente antiplaquetário oral. É um derivado da tienopiridina e inibe tanto a ativação como a agregação plaquetárias dependentes do ADP exógeno. É um pró-fármaco oxidado pelo sistema do citocromo P450 hepático para o seu metabolito ativo, que se liga irreversivelmente ao recetor P2Y12 acoplado ao ADP. A inibição do P2Y12 inibe assim a ativação plaquetária induzida pelo ADP e a consequente agregação. O clopidogrel tem sido utilizado como terapêutica complementar da aspirina, tendo demonstrado uma redução significativa dos eventos trombóticos em doentes com doença aterosclerótica (enfarte do miocárdio, acidente vascular cerebral e doença cardiovascular). O estudo CURE (The Clopidogrel in Unstable Angina to Prevent Recurrent Events Trial Investigators.2001) demonstrou uma redução de 20% do risco relativo (RRR) de morte cardiovascular, enfarte do miocárdio não fatal e acidente vascular cerebral em doentes com enfarte do miocárdio sem supradesnivelamento do segmento ST em terapia antiplaquetária dupla (aspirina e clopidogrel). 12.562 pacientes com NSTEMI foram randomizados para clopidogrel (300 mg imediatamente, seguido de 75 mg uma vez ao dia) ou placebo em adição à aspirina por 3 a 12 meses. O resultado primário foi uma combinação de morte por causas cardiovasculares, enfarte do miocárdio não fatal ou acidente vascular cerebral e ocorreu em 9,3 por cento dos doentes no grupo do clopidogrel e em 11,4 por cento dos doentes no grupo do placebo. (RR com clopidogrel em comparação com placebo, 0,80; intervalo de confiança de 95%, 0,72 a 0,90; P<0,001). O COMMIT (CLOpidogrel and Metoprolol in Myocardial Infarction Trial collaborative group. 2005) e CLARITY TIMI 28 (Sabatine et al. 2005) demonstraram uma redução significativa de morte, enfarte não fatal e AVC em doentes com STEMI. 45.852 doentes admitidos com STEMI foram aleatorizados no estudo COMMIT, tendo-lhes sido atribuído clopidogrel 75 mg diários ou placebo, para além de aspirina 162 mg diários. Foi observada uma redução significativa de morte no grupo clopidogrel em comparação com o grupo placebo (9,2% vs. 10,1%, p=0,002). No estudo CLARITY TIMI 28, 3491 doentes com STEMI foram aleatorizados para clopidogrel (dose de carga de 300 mg, seguida de 75 mg uma vez por dia) ou placebo. O endpoint primário ocorreu em 21,7% do grupo placebo e 15,0% no grupo clopidogrel, p<0,001). Um benefício adicional com clopidogrel foi observado no estudo CREDO (Steinhubl et al. 2002), com um RRR de 27% em pacientes submetidos a ICP. 2116 pacientes que iriam ser submetidos a ICP eletiva foram recrutados e aleatoriamente designados para receber uma dose de carga de 300 mg de clopidogrel ou placebo antes da ICP. Depois disso, todos os pacientes receberam clopidogrel, 75 mg/d, até o dia 28. Do dia 29 até aos 12 meses, os doentes do grupo de dose de carga receberam clopidogrel, 75 mg/d, e os do grupo de controlo receberam placebo. Ambos os grupos receberam aspirina durante todo o estudo. O pré-tratamento com clopidogrel não reduziu significativamente o risco combinado de morte, enfarte do miocárdio ou revascularização urgente do vaso alvo aos 28 dias (redução de 18,5%; IC 95%, -14,2% a 41,8%; P = 0,23), mas reduziu significativamente o end point composto de morte, enfarte do miocárdio ou acidente vascular cerebral (redução do risco relativo [RRR] 26,9% [p = 0,02; IC 95% 3,9% a 44,4%]) ao fim de um ano. No estudo CAPRIE (CAPRIE Steering Committee. 1996), verificou-se uma RRR de 8,7% com o clopidogrel em doentes com doença aterosclerótica (enfarte do miocárdio, AVC e DVP). 19 185 doentes com doença vascular aterosclerótica manifestada por acidente vascular cerebral isquémico recente, enfarte do miocárdio recente ou doença arterial periférica sintomática foram aleatorizados e tratados com clopidogrel ou aspirina. Os doentes tratados com clopidogrel tinham um risco anual de 5,32% de AVC isquémico, enfarte do miocárdio ou morte vascular, em comparação com 5,83% com aspirina, resultando numa redução do risco relativo de 8,7% a favor do clopidogrel (IC 95% 03-165, p = 0,043). O estudo MATCH (Diener et al. 2004) foi um ensaio em dupla ocultação, controlado por placebo, para comparar a aspirina (75 mg/dia) com placebo em 7599 doentes de alto risco com AVC isquémico recente ou ataque isquémico transitório e pelo menos um fator de risco vascular adicional que já estavam a receber clopidogrel 75 mg/dia. Verificou-se uma RRR de 6,4% com clopidogrel mais aspirina no AVC isquémico, enfarte do miocárdio, morte vascular ou reinternamento por isquémia aguda. 15,7% dos doentes que receberam aspirina e clopidogrel atingiram o endpoint primário em comparação com 16-7% no grupo do clopidogrel isolado (RRR 6,4%, [95% CI -4-6 a 16^3, p= NS]. Dados recentes sugerem que doses mais elevadas de clopidogrel apresentam um início maior e mais rápido da agregação plaquetária. O ensaio ARMYDA-2 (Giuseppe et al. 2005) comparou doses de carga de 600 mg e 300 mg em doentes submetidos a ICP, tendo sido observada uma redução significativa no endpoint clínico de morte ou enfarte não fatal no grupo de 600 mg (12% vs. 4%, P= 0,041) aos 30 dias. Os principais efeitos secundários que limitam a utilização do clopidogrel incluem eventos hemorrágicos e intolerância numa pequena proporção de doentes. Os dados de vários estudos, incluindo o CREDO e o CAPRIE, recomendam a utilização de clopidogrel durante pelo menos um ano em doentes com SCA sob controlo médico e em doentes com stent. A Tabela 1 resume diferentes ensaios clínicos aleatorizados que demonstram a redução de MACE com clopidogrel.

Tabela 1: Ensaios clínicos aleatorizados que demonstram a redução de MACE com Clopidogrel

Estudo	**População do estudo**	**Braços do ensaio**	**Ponto final primário (%); significado**
CURA	12 562 doentes com AI/NSTEMI	Clopidogrel mais Aspirina v s Placebo mais Aspirina	9,3 vs. 11,4; p<0,001
CAPRIE	19.185 pacientes com doença aterosclerótica (AVC/IA/PAD)	Aspirina v s Clopidogrel	5,8 vs. 5,2; p =0,043
CREDO	2.116 pacientes submetidos a PCI	Clopidogrel mais Aspirina v s Placebo mais Aspirina	8,5 vs. 11,5; p = 0,02
CLAREZA TIMI 28	3.491 pacientes < 75 anos com IAMCSST que se apresentaram nas 12 horas seguintes aos sintomas	Clopidogrel mais Aspirina v s Placebol mais Aspirina	15 vs. 21,7; p<0,001
COMPROMISS O	45 852 doentes com suspeita de SCA com STEMI	Clopidogrel mais Aspirina v s Placebo mais Aspirina	9,2 vs. 10,1; p =0,002
COMBINAÇÃO	7.599 pacientes com AVC/AT isquémico	Clopidogrel mais Aspirina v s Placebo mais Aspirina	15,7 vs. 16,7; p=NS

Ticlopidina

A ticlopidina é um derivado da tienopiridina que inibe irreversivelmente o recetor P2Y12. É um pró-fármaco que requer conversão para o metabolito ativo pela enzima hepática citocromo P450. É rapidamente absorvido, tem uma elevada biodisponibilidade e um efeito prolongado. Inibe permanentemente o recetor P2Y12 através da formação de uma ponte dissulfureto entre o tiol do fármaco e um resíduo de cisteína livre na região extracelular do recetor, tendo assim um efeito prolongado. A inibição máxima da agregação plaquetária só é observada 8 a 11 dias após o início da terapêutica (McTavish et al. 1990). A dose de carga é de 500 mg, seguida de 250 mg duas vezes por dia. Em vários ensaios aleatorizados como o FANTASTIC, MATTIS e o estudo ISAR (Martin et al. 1999), a aspirina foi comparada com aspirina e ticlodipina e observou-se uma redução dos eventos cardiovasculares recorrentes no grupo da combinação. No ensaio STAMI (Scrutinio et al. 2001), 1470 doentes após EAM foram selecionados para receber aspirina 160 mg/dia ou ticlopidina 500 mg/dia. Não foi observada diferença significativa entre aspirina ou ticlopidina na taxa do desfecho primário combinado de morte, IAM recorrente, AVC ou angina. O end point primário foi registado em 59 (8,0%) dos 736 doentes tratados com aspirina e 59 (8,0%) dos 734 doentes tratados com ticlopidina (p = 0,966). Noutro estudo realizado por Tanuicchi et al, o clopidogrel conferiu uma proteção semelhante à da ticlopidina contra a trombose subaguda do stent e eventos cardíacos adversos maiores em 1016 doentes 2 semanas após a colocação de stent coronário, mas o clopidogrel foi melhor tolerado do que a ticlopidina com menos reacções adversas (Tanuichi et al. 2001). No prazo de 30 dias, a trombose do stent ocorreu em 1,92% dos pacientes do grupo da ticlopidina e em 2,02% do grupo do clopidogrel (P=0,901). A

O MACE ocorreu em 4,60% dos doentes que receberam ticlopidina e em 3,85% dos doentes que receberam clopidogrel (P=0,551). O perfil desfavorável de efeitos secundários da ticlopidina, com risco de supressão da medula óssea, levou à retirada deste fármaco em alguns países (por exemplo, Reino Unido).

Dipiridamol

O dipiridamol é um inibidor da fosfodiesterase. Aumenta a concentração celular dos níveis de 3,5-monofosfato de adenosina plaquetária (AMPc), interferindo com a função plaquetária e inibindo a sua degradação. Este efeito é mediado pela inibição da fosfodiesterase do nucleótido cíclico e/ou pelo bloqueio da captação disponível de adenosina, que actua nos receptores A2 da adenosina para estimular a adenilil ciclase plaquetária. Níveis elevados de AMPc levam a uma redução do Ca2+ intracelular, e níveis baixos de Ca2+ inibem os eventos que levam à ativação plaquetária e à excreção de grânulos. 2, foram recrutados 6602 doentes e aleatorizados para tratamento com AAS isolado (50 mg por dia), dipiridamol de libertação modificada isolado (400 mg por dia), os dois agentes numa formulação combinada ou placebo. A combinação de dipiridamol e aspirina resultou numa redução de 37% dos acidentes vasculares cerebrais (p<0,001), em comparação com 8% com aspirina isolada (p = 0,013) e 16% com dipiridamol isolado (p = 0,039) (Diener et al. 1996).

Cilostazol

O cilostazol é um inibidor reversível da fosfodiesterase AMPc com propriedades antiplaquetárias e antitrombóticas. Numa revisão de 8 ensaios clínicos efectuada por Chapman et al, os doentes que tomaram cilostazol demonstraram um aumento da distância percorrida a pé e uma melhoria da qualidade de vida em comparação com o placebo. Em seis de oito ensaios clínicos bem concebidos, o cilostazol foi significativamente mais eficaz do que o placebo no aumento das distâncias percorridas e na melhoria da qualidade de vida dos doentes com claudicação intermitente moderada a grave (Chapman et al. 2003).

Inibidores da glicoproteína IIb/IIIa

Os receptores da glicoproteína IIb/IIIa na superfície das plaquetas ligam-se ao fibrinogénio e constituem a última via comum de ativação plaquetária. O recetor GP IIb/IIIa pode ser ativado por qualquer agonista plaquetário e pode ser inibido por inibidores do recetor GPIIb/IIIa, que bloqueiam a agregação plaquetária. Três destes agentes aprovados para utilização atualmente são o abciximab, o eptifibatide e o tirofiban. Todos são eficazes, mas precisam de ser administrados por via intravenosa e só estão aprovados para utilização a curto prazo (Lippi et al. 2007).

O abciximab é um inibidor reversível dos receptores GPIIb/IIIa de ação prolongada, com uma semi-vida de 30 minutos. É um anticorpo monoclonal e é eliminado por degradação por protease. Em vários ensaios, demonstrou uma redução significativa do risco no endpoint composto de morte, enfarte do miocárdio e necessidade de procedimentos urgentes de revascularização repetidos a 30 dias. No ensaio EPIC (Marmur et al. 2006), o abciximab resultou numa redução de 35% nos eventos isquémicos aos 30 dias em 2099 doentes com SCA de alto risco submetidos a ICP. No estudo EPILOG (Roe et al. 1998), o abciximab foi utilizado em 2792 doentes submetidos a ICP electivas e urgentes, e resultou numa redução de 68% nos eventos isquémicos aos 30 dias. No estudo EPISTENT (Topol et al.1998), verificou-se uma RRR de 60% na mortalidade no grupo do abciximab mais stent ao fim de 1 ano, em comparação com os outros grupos de tratamento. No estudo CAPTURE (Umans et al.1997), o abciximab mostrou uma RRR de 29% nos eventos isquémicos em 1265 doentes com angina instável de alto risco aos 30 dias, mas este benefício não se manteve aos 6 meses de seguimento. No estudo RAPPORT, o abciximab resultou numa redução de 48% dos eventos isquémicos em 483 doentes com STEMI submetidos a PAMI. No estudo ISAR REACT II (Ndrepepa et al. 2008), verificou-se um RR de 0,71, P=0,02, com uma redução significativa dos eventos isquémicos em 2022 doentes com SCA com troponina elevada. O eptifibatide é outro inibidor da GPIIb/IIIa, produzindo uma inibição dose-dependente da agregação plaquetária e tem demonstrado reduzir a frequência de complicações isquémicas agudas após revascularização coronária percutânea. No estudo IMPACT II (The IMPACT-II Investigators.1997), o eptifibatide foi utilizado em doses subóptimas, 135 gg/kg em bolus mais 0,5 ou 0,75 gg/kg/min de infusão. Entre os pacientes que receberam tratamento com eptifibatide, as reduções no ponto final composto em 30 dias foram de 22% (P = 0,035) e 14% (P = 0,178) para as doses 135/0,5 e 135/0,75, respetivamente. A eficácia de doses mais elevadas foi testada no ensaio PURSUIT (The PURSUIT Trial Investigators. 1998), em que foi administrado um bólus de 180 g/kg e infusão de 1,3 g/kg/min ou um bólus de 180 g/kg e infusão de 2,0 g/kg/min a doentes submetidos a ICP. Esta taxa de infusão foi significativamente mais elevada do que as doses utilizadas no estudo IMPACT II e resultou numa redução estatisticamente significativa da incidência de morte ou enfarte.Do mesmo modo, no estudo ESPRIT (The ESPRIT investigator. 2000), a dose de eptifibatide foi quatro vezes superior à do estudo IMPACT II, com dois bólus intravenosos de 180mcg/kg seguidos de uma infusão contínua de 2 mcg/kg/min durante 18-24 horas após a intervenção. Neste ensaio, foi observada uma redução significativa na incidência do endpoint composto nos doentes que receberam eptifibatide às 48 horas, 30 dias, 6 meses e que se manteve ao fim de 1 ano. Resultados recentes do estudo EARLY ACS (Giugliano et al. 2009) não suportam o uso de eptifibatide como terapia upstream em pacientes com SCA de alto risco submetidos a ICP. O estudo EVA-AMI (Zeymer et al. 2010) comparou o eptifibatide vs abciximab como tratamento adjuvante em doentes submetidos a ICP primária, não tendo sido observada qualquer diferença significativa entre os dois agentes, sugerindo que o eptifibatide pode ser utilizado como alternativa ao abciximab em PAMI. Existe, no entanto, um risco de hemorragia major e trombocitopenia com os inibidores da GP IIb/IIIa, limitando a sua utilização em todos os doentes com SCA de alto risco submetidos a ICP.

Prasugrel

O prasugrel é um bloqueador oral e irreversível dos receptores P2Y12, considerado 10 vezes mais potente do que outros derivados da teinopiridina. É um pró-fármaco e é hidrolisado a uma tiolactona no intestino com a ajuda da via do citocromo P450. Atinge o pico de concentração plasmática em 30 minutos e tem demonstrado uma maior inibição plaquetária quando comparado com o clopidogrel. O estudo Trial to Assess Improvement in Therapeutic Outcomes by Optimizing Platelet Inhibition with Prasugrel-Thrombolysis in Myocardial Infarction (TRITON-TIMI 38) (Wiviott et al. 2007) foi um estudo internacional, aleatorizado e duplamente cego que comparou o clopidogrel (dose de carga de 300 mg, dose de manutenção de 75 mg) com o prasugrel (dose de carga de 60 mg, dose de manutenção de 10 mg) em 13.608 doentes com SCA. Os pacientes do grupo prasugrel demonstraram uma maior inibição plaquetária quando comparados com o grupo clopidogrel. Foi observada uma redução significativa nos endpoints clínicos de morte CV, enfarte não fatal ou acidente vascular cerebral no grupo prasugrel (9,4% vs. 11,5%, p<0,001) independentemente das caraterísticas basais como idade e sexo. Verificou-se uma redução de 24% no enfarte do miocárdio e uma redução relativa de 52% na trombose do stent em doentes com SCA. Os doentes com idade superior a 75 anos e peso corporal inferior a 60 kg demonstraram menor benefício com o prasugrel quando comparado com o clopidogrel devido aos efeitos secundários hemorrágicos. As complicações hemorrágicas foram mais frequentes com o prasugrel do que com o clopidogrel (2,4% versus 1,8%, P=0,03), incluindo hemorragias fatais (0,4% versus 0,1%; P = 0,02). O estudo Trilogy-ACS comparou o prasugrel e o clopidogrel em doentes com SCA com NSTEMI ou AI que foram medicamente geridos sem qualquer intervenção. Foram recrutados 9.326 doentes e não se observou qualquer diferença significativa no resultado primário de morte cardiovascular, enfarte do miocárdio ou AVC no grupo do prasugrel ou do clopidogel aos 30 meses (13,9% vs. 16%, p =0,21, HR 0,91). A dose de manutenção de prasugrel foi reduzida para 5 mg no grupo de pacientes com idade > 75 anos, sem diferença significativa no resultado primário (18,7% vs. 20,3%, p = NS) (Gurbel et al. 2012).

O estudo PRINCIPLE-TIMI 44 demonstrou que uma dose elevada de clopidogrel (600 mg em carga seguida de 150 mg/dia) resultou numa menor inibição da agregação plaquetária do que o prasugrel (60 mg em carga seguida de 10 mg/dia) em doentes com doença coronária estável submetidos a ICP planeada (Wiviott et al. 2007). O end point primário deste estudo foi a inibição da agregação plaquetária (IPA) com ADP 20-pmol/L medida após seis horas. Foram randomizados 201 pacientes e a IPA às 6 horas foi significativamente maior nos indivíduos que receberam prasugrel (média+/-DS, 74,8+/-13,0%) em comparação com clopidogrel (31,8+/-21,1%; P<0,0001). No estudo ACAPULCO, que foi um estudo aleatório duplamente cego cruzado, observou-se uma maior inibição plaquetária com a dose de manutenção de 10 mg de prasugrel em comparação com a dose de manutenção de 150 mg de clopidogrel em doentes com SCA. Os doentes que receberam 900 mg de clopidogrel e mudaram para prasugrel 10 mg para manutenção também demonstraram uma maior inibição plaquetária, sugerindo que o prasugrel era um inibidor plaquetário mais potente (Montalescot et al. 2010). O estudo mostrou que a dose de 10 mg de prasugrel produziu um nível mais baixo de agregação plaquetária em comparação com a dose de 150 mg de clopidogrel. O objetivo primário do estudo foi a agregação plaquetária máxima (MPA com 20 micromoles de ADP), avaliada por agregometria de transmissão de luz aos 14 e 28 dias. A MPA foi de 26,2% para o prasugrel 10 mg e 39,1% para o clopidogrel 150 mg (p<0,001).

Ticagrelor

O ticagrelor ou AZD6140 é um bloqueador oral e reversível dos receptores P2Y12. É um derivado do ATP e pertence ao grupo dos fármacos ciclopentiltriazolopirimidina. Não necessita de conversão num metabolito ativo para a sua ação e tem uma semi-vida de 12 horas. Sendo um agente reversível, o Ticagrelor permite uma maior flexibilidade no que respeita ao momento da cirurgia de bypass. Num estudo de 200 doentes com aterosclerose estável (DISPERSE), o ticagrelor (50 mg, 100 mg, 200 mg, 400 mg) foi comparado com o clopidogrel 75 mg. Embora se tenha conseguido uma maior inibição plaquetária com doses mais elevadas de ticagrelor (100 mg, 200 mg e 400 mg) em comparação com o clopidogrel, o ticagrelor foi associado a uma maior incidência de hemorragias e dispneia. No estudo DISPERSE-2 (Cannon et al. 2007), o ticagrelor foi comparado com o clopidogrel em 990 doentes com SCA. Embora tenha havido menos eventos adversos no grupo do ticagrelor, o estudo não tinha poder para detetar uma diferença estatisticamente significativa. No estudo PLATO (Cannon et al. 2010), 13 408 doentes com SCA foram aleatorizados para receber ticagrelor (180 mg em dose de ataque seguida de 90 mg duas vezes por dia) ou clopidogrel (600 mg em dose de ataque, seguida de 75 mg de manutenção). O endpoint primário de morte cardiovascular, enfarte não fatal ou acidente vascular cerebral foi significativamente mais baixo no grupo do ticagrelor do que no grupo do clopidogrel (9% vs. 10,7%, hazard ratio 0,84, 95% CI 0,75-0,94; p=0,0025). Neste estudo, não foram observadas diferenças significativas nas taxas de hemorragia entre os dois grupos (11,6% vs. 11,5%, p =0,88).

Cangrelor

O Cangrelor é um análogo não tienopiridínico do trifosfato de adenosina e um potente antagonista do recetor P2Y12 intravenoso de ação curta. É um análogo do ATP com uma semi-vida muito curta (3-5 minutos), com recuperação da função plaquetária no espaço de uma hora após a descontinuação do fármaco. O estudo CHAMPIONPCI (Harrington et al. 2009) e o estudo CHAMPION-PLATFORM foram grandes ensaios multicêntricos que compararam o clopidogrel com o cangrelor em doentes com SCA submetidos a ICP, mas os estudos foram terminados prematuramente, uma vez que não foram observadas diferenças significativas nas medidas de eficácia clínica com o cangrelor. O cangrelor não reduziu o endpoint composto de morte, enfarte do miocárdio ou revascularização causada por isquémia quando comparado com o clopidogrel, no estudo CHAMPION PCI. No estudo Champion - Phoenix, 11 145 pacientes submetidos a ICP urgente ou eletiva foram randomizados de forma duplamente cega para receber cangrelor em bolus mais infusão ou uma dose de carga de 600 mg ou 300 mg de clopidogrel. Os doentes do grupo cangrelor apresentaram uma taxa significativamente mais baixa de morte por todas as causas, enfarte do miocárdio (MI), revascularização por isquémia e trombose do stent às 48 horas em comparação com o clopidogrel (4,7% versus 5,9%, p<0,01) (Bhatt et al. 2013).

Atopaxar

O Atopaxar é um antagonista dos receptores activados pela protease e bloqueia o recetor PAR 1. Em estudos de fase 1, demonstrou inibição da agregação plaquetária, sem qualquer aumento significativo do tempo de hemorragia. Também suprime os efeitos dos marcadores inflamatórios, que têm sido associados a resultados adversos em doentes com SCA. O estudo LANCELOT ACS foi um estudo aleatório, duplamente cego, controlado por placebo, que avaliou a segurança e a tolerabilidade do -Atopaxar em doentes com SCA, para além da terapêutica padrão. Neste estudo, 603 doentes admitidos no hospital com SCA foram aleatorizados para receberem placebo ou uma dose de carga de 400 mg de atopaxar, seguida de uma dose diária de 50 mg, 100 mg ou 200 mg durante 12 semanas. Todos os doentes estavam a tomar aspirina e mais de 75% estavam a tomar aspirina em combinação com clopidogrel ou ticlopidina. A incidência do ponto primário de morte cardiovascular, enfarte do miocárdio, acidente vascular cerebral ou isquemia recorrente foi semelhante entre os braços atopaxar e placebo (8,03% versus 7,75%; P=0,93). São necessários ensaios maiores para investigar melhor a eficácia e a segurança do atopaxar (O'Donoghue et al. 2011).

Vorapaxar

O vorapaxar é outro novo agente antiplaquetário. Trata-se de um novo antagonista do recetor da trombina (PAR 1). O estudo TRACER (Tricoci et al. 2012) foi um estudo multinacional, aleatorizado, em dupla ocultação e controlado por placebo.12 944 doentes com NSTEMI foram aleatorizados para receberem vorapaxar ou placebo, para além de terapêutica antiplaquetária dupla. Foi administrada uma dose de carga de 40 mg de vorapaxar, seguida de uma dose de manutenção de 2,5 mg durante um ano. O estudo TRACER não demonstrou uma redução no seu endpoint primário, que incluía morte cardiovascular, enfarte do miocárdio, acidente vascular cerebral, isquemia recorrente com re-hospitalização e revascularização coronária urgente. Houve uma redução não significativa (p=0,72) de 8% no MACE. No estudo TRA-PCI (The TRA-PCI Investigators et al. 2009); um ensaio de fase II, 1031 doentes agendados para angiografia e possível colocação electiva de stent foram aleatorizados para vorapaxar ou placebo. Este foi adicionado à terapia antiplaquetária dupla com aspirina e clopidogrel. Foram observados menos eventos adversos no grupo do vorapaxar, sem aumento significativo de hemorragias durante um período de acompanhamento de 4 meses. O TRA 2P -TIMI 50 foi um ensaio multinacional, aleatorizado e duplamente cego que comparou o vorapaxar com placebo em doentes com antecedentes de enfarte do miocárdio, acidente vascular cerebral ou DAP. 26 449 doentes com antecedentes de enfarte do miocárdio, acidente vascular cerebral isquémico ou doença arterial periférica foram aleatorizados para receber vorapaxar (2,5 mg por dia) ou placebo e seguidos durante uma mediana de 30 meses. Aos 3 anos, o end point primário ocorreu em 9,3% no grupo do vorapaxar e em 10,5% no grupo do placebo (HR para o grupo do vorapaxar, 0,87; intervalo de confiança [IC] de 95%, 0,80 a 0,94; P<0,001). Registou-se um aumento da taxa de hemorragia intracraniana no grupo do vorapaxar (1,0%, vs. 0,5% no grupo do placebo; P<0,001) (Morrow et al. 2012).

BM573

O BM573 é um antagonista dos receptores do tromboxano e um inibidor da sintase, que tem mostrado resultados promissores em modelos de ratinhos e ratos, inibindo a agregação plaquetária sem aumentar o tempo de hemorragia. É um derivado da torsemida, mas sem qualquer efeito diurético. Em modelos de suínos, demonstrou uma redução do enfarte do miocárdio induzido por trombose coronária, tendo também demonstrado uma redução da resistência vascular pulmonar. Ainda não foi testado em humanos, mas os resultados de modelos animais sugerem que pode ser um agente antiplaquetário e antitrombótico promissor.

Atualmente, os médicos podem melhorar parcialmente a capacidade de resposta à terapêutica antiplaquetária actuando sobre os factores extrínsecos envolvidos na etiologia da resistência. Estes incluem a adesão ao tratamento, as interações medicamentosas e um bom controlo da pressão arterial, da glicemia e dos níveis lipídicos. Estudos demonstraram que a dose de carga de 600 mg de clopidogrel tem um efeito inibitório mais forte e mais rápido sobre a reatividade plaquetária do que a dose de carga de 300 mg (Patti et al. 2005). O aumento da dose de carga para 900 mg não demonstrou ser benéfico, indicando um limiar para o efeito inibidor plaquetário do clopidogrel (Von Beckerath et al. 2005). O estudo CLEAR-PLATELETS mostrou que a carga de clopidogrel combinada com eptifibatide resultou numa redução da necrose miocárdica em comparação com a dose de carga padrão ou elevada de clopidogrel isolado (Gurbel et al. 2005). O estudo ISAR-CHOICE-2 demonstrou o efeito benéfico na inibição plaquetária do aumento da dose de manutenção de clopidogrel para 150 mg (Von Beckerath et al. 2006). No estudo ARMYDA-4, a recarga com 600 mg de clopidogrel antes da ICP não conferiu qualquer benefício adicional em doentes em terapêutica crónica com clopidogrel. O estudo ARMYDA-5, que comparou a recarga de clopidogrel com 600 mg em laboratório versus 4-8 horas antes da ICP, não demonstrou qualquer diferença significativa nos resultados dos dois grupos, mas este estudo não tinha poder para detetar uma diferença significativa (Germano et al. 2010). Os resultados do recente estudo ARMYDA-PRO sugerem que uma reatividade plaquetária elevada antes da ICP utilizando o ensaio VerifyNow P2Y12 pode prever MACE aos 30 dias (Patti et al. 2008). Os resultados do estudo TRITON-TIMI 38 mostraram que o prasugrel reduziu significativamente as taxas de eventos isquémicos recorrentes, incluindo a trombose do stent, embora isto tenha sido compensado por um aumento da hemorragia major (Wiviott et al. 2007). O estudo GRAVITAS não demonstrou uma melhoria dos resultados clínicos com a adaptação das doses de clopidogrel com base nos resultados do ensaio VerifyNow. Não se sabe se os agentes antiplaquetários mais recentes, como o Prasugrel, o Ticagrelor e os inibidores diretos da trombina, serão suficientes para ultrapassar a HPR observada em alguns indivíduos e melhorar os resultados clínicos. Os riscos hemorrágicos relativos com estes regimes também terão de ser avaliados em pormenor para compreender os riscos e benefícios associados à avaliação da reatividade plaquetária elevada utilizando testes de função plaquetária com estes novos agentes antiplaquetários.

Testes de função plaquetária

Apresenta-se de seguida o mecanismo de alguns testes de função plaquetária utilizados na prática clínica.

Tempo de hemorragia

Datado de 1901, este teste muito simples mede o tempo necessário para que um pequeno corte na pele deixe de sangrar. Tem uma reprodutibilidade muito fraca e, até à data, nenhum estudo demonstrou a sua correlação com o risco hemorrágico ou trombótico. Depende da técnica do operador e apresenta uma variabilidade significativa com a idade, o género e a temperatura corporal (Rodgers et al.1990).

Agregometria de transmissão de luz (LTA)

A LTA tem sido considerada como o teste "padrão de ouro" para medir a função plaquetária (Cattaneo et al. 2009). É frequentemente utilizado para validar testes de função plaquetária mais recentes. Mede a transmitância da luz no sangue total ou no plasma rico em plaquetas. O plasma rico em plaquetas é agitado numa cuvete a 37°C, e esta cuvete fica entre uma fonte de luz e uma fotocélula. Quando se adiciona um agonista, as plaquetas mudam de forma de discoide para pequenas esferas, agregam-se e absorvem menos luz e a transmitância aumenta. Os agonistas utilizados para ativar e agregar as plaquetas são o ácido araquidónico, o ADP, o péptido ativador do recetor da trombina, o colagénio ou a epinefrina. As plaquetas agregam-se em resposta a estes agentes e observa-se um aumento da transmitância da luz. Os indivíduos cuja agregação plaquetária é superior a 20% com araquidonato são considerados resistentes à aspirina. A transmitância da luz é inversamente proporcional à agregação plaquetária. É um teste demorado, efectuado em sangue citratado, tendo sido observada variabilidade nos resultados (Ohmori et al. 2006).

Tromboxano urinário

O tromboxano urinário é um teste simples para avaliar a ativação plaquetária através de metabolitos urinários. As plaquetas activadas sintetizam 11-dihidroxi tromboxano B2 (TxB2), um metabolito ativo do TxA2, que é detectado na urina através de um ensaio ELISA. No entanto, embora a deteção de 11-dihidroxitromboxano B2 na urina reflicta a formação sistémica de TxA2, 30% é derivado de fontes não plaquetárias, pelo que podem ser observados valores falsamente elevados em condições inflamatórias. O aumento dos níveis urinários de tromboxano está associado a um maior risco de morte, enfarte do miocárdio e acidente vascular cerebral. Estudos que medem os níveis de TxB2 em doentes tratados com aspirina registaram uma prevalência de resistência à aspirina na ordem dos 1-1,7% (Catell et al. 1987).

Citometria de fluxo

A citometria de fluxo utiliza um citómetro de fluxo, através do qual são passados glóbulos vermelhos marcados com anticorpos monoclonais conjugados com fluorescência. A velocidade de passagem das células através do citómetro é de 1000 a 10000 células por minuto. Em seguida, as células são submetidas a uma luz laser ativa, que ativa o fluoróforo conjugado com o anticorpo monoclonal. A intensidade da fluorescência é diretamente proporcional ao antigénio em estudo. A selectina P (CD62) é expressa na superfície das plaquetas activadas e contribui para a formação de agregados monócito-plaqueta, que são considerados o marcador mais sensível da ativação plaquetária (Michelson et al.2000).

Analisador da função plaquetária (PFA -100)

O sistema PFA-100™ (Dade Behring, Alemanha) é um teste de função plaquetária que utiliza colagénio e epinefrina como agonistas. É um dispositivo de canal duplo semi-automatizado e baseia-se num tempo de fecho causado pela oclusão de uma abertura por agregados de plaquetas. O sangue é introduzido num tubo preparado com citrato e deixado durante 30 minutos a 4 horas. Este sangue é então passado através de dois cartuchos revestidos com colagénio, sendo utilizados como agonistas a epinefrina e o ADP. O sangue é recolhido para um tubo com citrato a 3,2% e deixado em repouso entre 30 minutos e 4 horas, após o que se adicionam 800 pl de sangue total citratado a cada um dos dois cartuchos previamente preparados para humedecer os filtros. Ambos os cartuchos contêm uma membrana revestida com colagénio equino de tipo I, juntamente com um agonista para induzir a agregação plaquetária. Num dos cartuchos, a membrana é revestida com epinefrina 10 pM e, no outro, com ADP 10 pM. A medição começa com a extração do sangue através de um tubo capilar e de uma abertura única (150 pm de diâmetro) para um filtro de acetato de celulose revestido de colagénio. Isto faz com que as plaquetas sejam pré-activadas por uma tensão de cisalhamento de 190 dynes/cm^2 mesmo antes de chegarem aos filtros e aos agonistas. Quando as plaquetas entram em contacto com o colagénio, aderem, agregam-se e formam o tampão hemostático primário, que oclui a abertura (tempo de fecho, TC). O tempo de fecho é inversamente proporcional à inibição das plaquetas (Hayward et al. 2006).

Verificar agora o ensaio

O sistema Verify Now (Accumetrics, San Diego, Califórnia) é um dispositivo de deteção ótica baseado na turbidometria que utiliza uma fonte de luz para detetar a quantidade de agregação plaquetária. O cartucho de ensaio tem esferas revestidas de fibrinogénio às quais as plaquetas aderem, agregam-se e acabam por cair da solução. Isto resulta numa alteração da transmitância da luz no cartucho, e a transmitância da luz é inversamente proporcional à quantidade de agregação plaquetária. Os resultados são obtidos em 5 minutos. É um sistema rápido, fácil de utilizar e utilizado no local de tratamento para avaliar a reatividade plaquetária. Existem 3 tipos de ensaio Verify Now - o ensaio da aspirina utiliza o ácido araquidónico como agonista, o ensaio P2Y (12) utiliza o ADP para avaliar o efeito do Clopiodgrel, da Ticlopidina ou do Prasugrel, e o ensaio IIb/IIIa utiliza um péptido ativador do recetor da trombina como agonista para avaliar a resposta dos inibidores da GPIIb/IIIa, como o Abciximab, O instrumento mede o aumento da transmitância da luz ao longo do tempo, pelo que uma amostra de sangue que é protrombótica produz uma baixa transmitância da luz, enquanto uma amostra com função plaquetária normal produz uma elevada transmitância da luz. O sistema apresenta dois resultados para cada ensaio: As unidades de reação P2Y12 (PRU) indicam a quantidade de agregação mediada por ADP, e PRUs mais elevadas estão associadas a piores resultados em estudos relatados; e a % de inibição (%) é a alteração percentual da agregação de base e é calculada a partir do resultado PRU e do resultado BASE, que se baseia na taxa e extensão da agregação plaquetária no canal TRAP, em que % de inibição = (I - PRU/BASE) x 100. O estudo GRAVITAS (Gauging Responsiveness with A Verify Now assay- Impact on Thrombosis And Safety) comparou o efeito de uma dose elevada de clopidogrel (600 mg de dose de carga, 150 mg de dose de manutenção) versus uma dose padrão de clopidogrel (75 mg de dose de manutenção) em doentes com elevada reatividade plaquetária durante o tratamento, utilizando o ensaio Verify Now (Price et al. 2011). 2214 pacientes submetidos a ICP foram incluídos neste estudo duplamente cego e randomizado, e nenhuma redução significativa no ponto final foi observada em nenhum dos grupos. Os doentes que foram tratados com ICP, que atingiram uma baixa reatividade plaquetária e que foram testados utilizando o ensaio Verify now na alta e 30 dias após a ICP, demonstraram uma redução de 50% na morte CV, enfarte e trombose de stent. O estudo TRIGGER-PCI (Testing platelet reactivity in patients undergoing elective stent placement on clopidogrel to guide alternative therapy with prasugrel), que compara o prasugrel com o clopidogrel em doentes com elevada reatividade plaquetária ao clopidogrel após ICP, foi prematuramente terminado devido a relativamente poucas ocorrências do endpoint primário no estudo aos seis meses. A reatividade plaquetária elevada ao clopidogrel (>208 PRU pelo teste VerifyNow P2Y12) foi observada com menos frequência do que o esperado, e verificou-se que o prasugrel reduziu a reatividade plaquetária mais do que o clopidogrel (Trenk et al. 2012).

Sistema de Hemostase Thromboelastograph (TEG 5000)

A tromboelastografia (Haemoscope, EUA) é um teste de função plaquetária que fornece informações globais sobre o desenvolvimento, estabilização e dissolução de coágulos in vitro. O TEG original envolvia sangue nativo, mas as versões modificadas utilizam atualmente sangue citratado para avaliar a formação e a lise do coágulo. A amostra de sangue total é colocada num copo que oscila num ângulo de 4°45'. Um pino fixo ligado a um fio de torção é imerso neste sangue e monitorizado quanto ao movimento. A força da ligação fibrina-plaquetas durante a formação do coágulo afecta a magnitude do movimento do pino e fornece uma medida da hemostase. Fornece medições do tempo de coagulação, da força e cinética do coágulo e da lise do coágulo. É necessário software para interpretar os resultados, o que ajuda a avaliar o risco de isquémia e hemorragia e a determinar a necessidade de terapia antiplaquetária (Donahue et al. 2005)

Trabalhos com plaquetas

O Plateletworks (Helena Laboratories, Texas, EUA) é um teste de função plaquetária que fornece informações sobre a ativação e agregação plaquetárias. O número de plaquetas é contado antes e depois da ativação com um agonista que utiliza colagénio, ADP ou ácido araquidónico. O sangue pode ser colhido a partir de qualquer linha de demora existente ou por punção venosa. A alteração na contagem de plaquetas é medida utilizando um contador eletrónico baseado em células de impedância, e os resultados são expressos como percentagem de inibição. O teste pode ser efectuado em 2-5 minutos e testa a eficácia da aspirina, do clopidogrel e dos inibidores da glicoproteína IIbIIIa. No ensaio POPULAR, foram comparados seis testes de função plaquetária para prever um composto de morte, enfarte do miocárdio, trombose de stent e acidente vascular cerebral ao fim de um ano em 1069 doentes estáveis a tomar clopidogrel submetidos a ICP electiva. Dos seis testes, apenas três testes - agregometria de transmissão de luz (LTA 5 p.mol/L ADP (n = 1049; $P = 0{,}0002$), LTA 20 gmol/L ADP (n = 1051; $P = 0{,}0003$), VerifyNow (n = 1052; $P = 0{,}0002$) e o ensaio Plateletworks (n = 606; $P = 0{,}054$) - tiveram um efeito modesto na previsão de resultados cardiovasculares. Nenhum destes testes foi capaz de prever o risco de hemorragia em doentes com ICP (Breet et al. 2010).

Analisador de placas múltiplas

O analisador Multiplate (Multiplate, Roche Diagnostics, Suíça) ou agregometria plaquetária múltipla (MEA) é um analisador da função plaquetária que utiliza diferentes reagentes como ADP, TRAP, colagénio e ristocetina para determinar a elevada reatividade plaquetária. Tem vários canais e utiliza vários eléctrodos para avaliar com precisão a função plaquetária. Utiliza o princípio da agregometria de impedância. O sangue anticoagulado com hirudina é agitado durante alguns minutos numa curveta de teste a 37°C, e é adicionado ADP numa concentração de 6,4 p.mol/l (teste ADP), ou uma combinação de ADP (6,4 pmol/l) e PGE1 (9,4 nmol/l) (teste ADP de alta sensibilidade - ADPtest HS) e a agregação é registada durante 5 minutos (Johnson et al. 2008). As plaquetas fixam-se aos sensores multiplacas e aumentam a impedância, que é transformada em unidades de agregação arbitrárias (AAU) e registada em função do tempo. Num grande estudo realizado por Sibbing et al, foram incluídos 1608 doentes submetidos a ICP.

Os doentes que não responderam ao clopidogrel foram identificados utilizando o analisador multiplacas, e o composto de morte ou trombose do stent foi mais elevado nos doentes que responderam mal do que nos que responderam normalmente (3,1% vs. 0,6%; IC: 2,2-11,6; $P<0{,}001$) e foi observada uma correlação significativa entre a MEA e a LTA (rho= 0,71; $P<0{,}0001$) (Sibbing et al. 2008). Noutro estudo de Sibbing et al., a MEA demonstrou ser capaz de prever eventos trombóticos e hemorrágicos (Sibbing et al. 2010). Com base noutro estudo, o valor do teste MEA de 468 AAU foi considerado um valor de corte para a previsão de trombose do stent (Freynhofer et al. 2011).

Ensaio de fosfoproteína estimulada por vasodilatador (VASP)

A fosfoproteína estimulada por vasodilatadores é uma proteína intracelular das plaquetas, cuja fosforilação é regulada pela cascata do AMPc. O ADP inibe esta cascata e a Prostaglandina E1 ativa-a. O teste VASP plaquetário (Biocytex, Marselha, França) é um ensaio de citometria de fluxo que permite avaliar o efeito dos antagonistas P2Y12. É reprodutível, utiliza sangue citratado e as amostras podem ser armazenadas à temperatura ambiente até 48 horas para análise. Como a maioria dos testes de função plaquetária, os primeiros ml de sangue colhido devem ser descartados. A altura ideal para efetuar o ensaio P2Y12 é 6 horas após uma dose de carga, ou pelo menos 7 dias após o início da terapêutica de manutenção com clopidogrel. O ensaio mede a supressão da fosforilação do VASP devido à interação ADP-P2Y12, e os resultados são expressos como índice de reatividade plaquetária (PRI, %). Os indivíduos normais que não estão a tomar qualquer antagonista P2Y12 têm um PRI > 69%, e os estudos demonstraram que um PRI < 50% tem um valor preditivo negativo muito elevado. Um PRI mais baixo é indicativo de uma boa resposta ao clopidogrel, e um PRI mais elevado é indicativo de uma má resposta ao clopidogrel. Estudos recentes demonstraram uma correlação entre o PRI e os resultados clínicos em doentes com ICP (Bonello et al. 2007), trombose de stent (Morel et al. 2007) e eventos cardíacos isquémicos recorrentes (Frere et al. 2007).

Teste global de trombose

O Global Thrombosis Test (GTT, Montrose Diagnostics, Londres, Reino Unido) é um teste de ponto de atendimento concebido para avaliar a reatividade plaquetária, o estado trombótico e a atividade trombolítica. A parte superior do tubo é constituída por um tubo de plástico cónico destacável que contém 2 rolamentos de esferas metálicas (Figura 2.1). O sangue nativo é retirado com uma cânula borboleta de calibre 21, sendo os primeiros 2 ml rejeitados e os 3-5 ml seguintes injectados nos tubos de plástico GTT nos 15 segundos seguintes à punção venosa. O sangue flui a 37 graus por gravidade através do espaço estreito entre a grande esfera metálica e o tubo cónico de plástico, e a elevada tensão de cisalhamento (175 dynes/cm^2) neste espaço ativa as plaquetas (Figura 2.2). O sangue flui então através do espaço entre os dois rolamentos de esferas, onde o baixo cisalhamento e o fluxo turbulento favorecem a agregação de grandes plaquetas. A trombina é gerada pelas plaquetas e a coagulação sanguínea é iniciada. Formam-se grandes agregados de plaquetas estabilizados com fibrina, que fluem no espaço por baixo do rolamento de esferas inferior e da extremidade cónica do tubo de plástico, o que acaba por resultar na paragem do fluxo, indicando o tempo de oclusão (OT: segundos). Um aumento ou uma diminuição do OT indica uma inibição ou um aumento da reatividade plaquetária, respetivamente. O instrumento mede o tempo (d) entre duas gotas de sangue consecutivas. Existe um sensor na base da unidade, que gera um sinal sempre que uma gota de sangue interrompe a trajetória da luz.

O sangue acumula-se no tubo coletor inferior e o intervalo de tempo aumenta gradualmente à medida que o fluxo abranda e, quando d > 15 segundos, o ponto final da medição inicial é apresentado no instrumento como tempo de oclusão (OT; segundos). Este tempo coincide com o tempo necessário para que o agregado plaquetário estabilizado com fibrina oclua a extremidade cónica do tubo. Existe também um "tempo de estabilização de trombos" predefinido após o OT (200 seg.), durante o qual os sensores estão inactivos. Este tempo permite a estabilização dos trombos formados, a oclusão duradoura e ignora pequenas hemorragias. Posteriormente, o fluxo sanguíneo recomeça devido à trombólise espontânea do trombo formado, apresentando uma segunda leitura Tempo de lise (LT; segundos). LT é a diferença de tempo entre a última gota antes da formação do trombo e a primeira gota após a oclusão durante o reinício do fluxo sanguíneo. Quando este tempo (d) é superior a 200 segundos, é apresentado o tempo de lise. LT = (tempo da primeira gota com d > lise - d) - (tempo da última gota com d< lise -d). Se a lise não ocorrer dentro de 6000s, não é registada qualquer lise. O aumento ou a diminuição do LT indica a inibição ou o aumento da trombólise espontânea, respetivamente.

As caraterísticas únicas deste teste são o facto de utilizar sangue nativo não anticoagulado, utilizar elevada tensão de cisalhamento para ativar as plaquetas e parecer ser mais fisiológico do que outros testes de função plaquetária que utilizam agonistas em sangue citratado. Mede o efeito da trombina na agregação plaquetária, que é inibida no sangue citratado devido aos baixos níveis de cálcio. Numa artéria coronária normal (Stepp et al. 1999), a tensão de cisalhamento é de até 19 cm^2 enquanto nas artérias estenosadas (Ikeda et al. 1991) a tensão de cisalhamento pode ser de até 1500 dyne/cm^2 . A tensão de corte criada entre o tubo de plástico e o rolamento de esferas grande do tubo GTT é de 175 dynes/cm^2 . A taxa de cisalhamento (G) para o GTT foi inicialmente calculada pelo Prof. Yamamoto e colegas (Yamamoto et al. 2003) com a equação $4Q/pR^3$ em que Q era a taxa de fluxo (ml/s) calculada através da medição do peso (e conversão para volume) e do tempo das três primeiras gotas de sangue e R era o raio da fenda (cm). A taxa de cisalhamento foi convertida em tensão de cisalhamento multiplicando-a pela viscosidade do sangue. Esta tensão de cisalhamento inicial (178 dinas/cm2) corresponde e é mesmo um pouco superior à que existe numa estenose crítica de 70% de estenose luminal (150 dinas/cm2), onde é provável que ocorra trombose (Merino et al. JACC 1994). Existem dados que sugerem que uma tensão de cisalhamento elevada não favorece necessariamente a formação de grandes agregados de plaquetas, uma vez que esses agregados são fragmentados com esta força elevada. Com um cisalhamento elevado, é necessário um cisalhamento baixo imediatamente abaixo do nível de cisalhamento elevado no nível pós-estenótico para que a agregação ocorra. Existem também algumas evidências que sugerem que pode ser necessária uma ativação plaquetária mínima para a agregação plaquetária e que este processo induzido pelo cisalhamento pode ser o resultado da ligação mecânica cruzada das plaquetas (Zhang et al. 2002).

O princípio da técnica GTT foi apoiado por experiências realizadas pelo Prof. Yamamoto e colegas que concluíram que era a pressão inicial que determinava a taxa de formação de trombos e que não havia necessidade de manter a pressão aplicada com precisão. A pressão inicial óptima era de 50-90 mmHg. Também demonstraram grandes agregados de plaquetas entre o rolamento inferior da esfera e a extremidade cónica do tubo, mas não no espaço entre as duas esferas. Como era difícil verificar alguma da morfologia devido ao pequeno espaço entre algumas lacunas, efectuaram experiências específicas utilizando tubos com nenhum, um rolamento de esferas ou dois rolamentos de esferas para confirmar o mecanismo de oclusão. Num tubo com um rolamento de esferas, o tempo de oclusão foi muito prolongado. Embora a agregação ocorresse distalmente à esfera, o fluxo sanguíneo não foi obstruído, sugerindo que a oclusão retardada era secundária à coagulação. Pelo contrário, num tubo com dois rolamentos de esferas, a ativação por cisalhamento das plaquetas no primeiro espaço entre as duas esferas resultou na geração de trombina e, eventualmente, na paragem do fluxo sanguíneo. Se a agregação de plaquetas ocorresse entre as duas esferas, os agregados desintegrar-se-iam devido ao elevado cisalhamento entre a segunda esfera e o lúmen cónico do tubo, e não ocorreria oclusão. Uma vez formado o trombo, reduz-se a pressão e deixa-se o trombo estabilizar durante um período de 200 segundos, conhecido como "tempo de estabilização do trombo", durante o qual os sensores estão inactivos. Este tempo permite a estabilização dos trombos formados, a oclusão duradoura e ignora pequenas ressangramentos. A pressão inverte então e há um restabelecimento do fluxo através da deslocação do trombo, ou seja, ocorre a lise (Yamamoto et al. 2003). A fibrinólise do trombo plaquetário requer uma tensão de cisalhamento de pelo menos 250 dynes/cm^2 (Brown et al. 1975), pelo que, quando o sangue passa através do espaço entre a grande esfera metálica e o tubo, as plaquetas são activadas e começam a agregar-se, enquanto a lise é mínima durante essa fase.

Num estudo de Taomoto et al, 185 doentes com AVC foram testados com o GTT. Os seus OT e LT foram comparados com 195 voluntários saudáveis que não tomavam qualquer medicação. O tempo de oclusão foi significativamente mais curto em doentes com AVC (idade média de 65,5 anos) em comparação com voluntários saudáveis (idade média de 39,7 anos) (OT: 210,3±140,8s vs. 284,9±92,2s, P= < 0,0001), sugerindo a existência de um estado pró-trombótico na população de doentes. A LT foi significativamente prolongada em doentes com AVC quando comparada com voluntários saudáveis (LT: 3159±1549s vs. 2231±1223s, P<0,0001), sugerindo que os doentes com AVC tinham uma atividade trombolítica endógena diminuída (Taomoto et al. 2009).

Todos os doentes tinham sido admitidos com um evento cerebrovascular agudo, e a RMN e a ARM foram os exames iniciais efectuados para estabelecer o diagnóstico. Todos os 185 doentes receberam Aspirina ou Cilostazol, um inibidor da síntese do tromboxano A2, como o Ozagrel, ou agentes anticoagulantes, como a Heparina ou a Varfarina. A OT e a LT foram novamente avaliadas após os doentes terem sido estabilizados com medicação durante pelo menos 14 dias, e a OT nos doentes com AVC sob medicação foi significativamente prolongada, e a LT encurtada, sugerindo que a medicação reduziu o potencial trombogénico nos doentes com AVC.

Figura 2.1: Tubo GTT com 2 esferas metálicas e espaço entre as esferas e a parede do tubo de plástico (Saraf et al. 2009) - Um segmento plano criado ao longo da parede interna de um tubo de plástico cónico constitui a base da técnica, uma vez que impede que o rolamento da esfera de aço redonda oclua o lúmen. Quando o sangue é adicionado, flui através das fendas estreitas da esfera e sai em gotículas para um tubo coletor adjacente. Este último é transiluminado e um sensor de luz gera um sinal sempre que uma gota de sangue interrompe o trajeto da luz. O instrumento detecta o intervalo de tempo [d] entre gotas de sangue consecutivas.

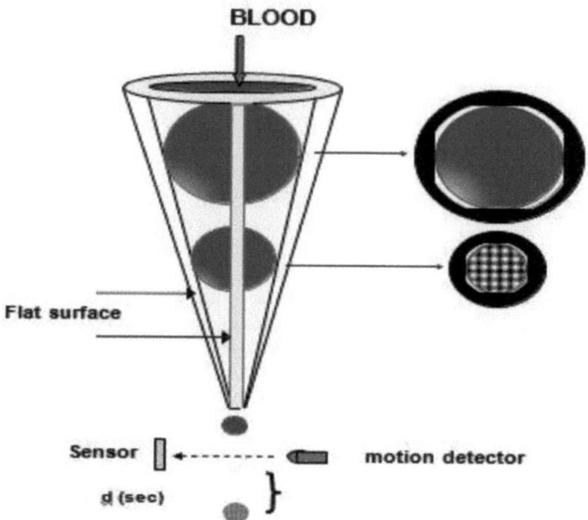

Figura 2.2: Princípio do GTT - A tensão de cisalhamento ativa as plaquetas e a agregação plaquetária inicia-se no espaço entre os dois rolamentos de esferas metálicas (Saraf et al. 2009) - O sangue flui a 370C sob a influência da gravidade através de um espaço estreito [1] formado entre o rolamento de esferas maior e a parede interna do tubo, onde a elevada tensão de cisalhamento (175 dynes/cm2) ativa as plaquetas. Estas plaquetas activadas permanecem individuais, uma vez que o tempo de trânsito muito curto e o elevado cisalhamento impedem a agregação. Em contraste, no espaço a jusante, o baixo cisalhamento e o fluxo turbulento favorecem a formação de grandes agregados de plaquetas. As plaquetas activadas geram trombina e iniciam a coagulação. O fluxo transporta então estes agregados de plaquetas estabilizados com fibrina para a fenda [2], resultando na oclusão da fenda e na paragem do fluxo.

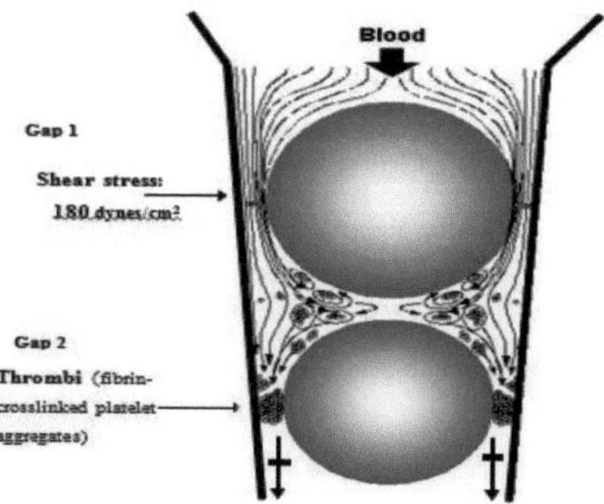

Resistência aos antiplaquetários: Revisão das evidências e extensão do problema

A ativação e a agregação plaquetárias desempenham um papel importante no desenvolvimento da aterosclerose e resultam na manifestação de doenças como a síndrome coronária aguda, o acidente vascular cerebral e a doença vascular periférica. Uma percentagem significativa (8-60%) de doentes aterotrombóticos, apesar de estarem a fazer uma terapia antiplaquetária óptima, continua a sofrer eventos cardíacos adversos recorrentes, tais como SCA, AVC, doença vascular periférica e são considerados resistentes aos medicamentos antiplaquetários (Hovensal. 2007). Os doentes resistentes à aspirina ou ao clopidogrel continuam a registar eventos trombóticos e não demonstram inibição plaquetária, medida em laboratório através de diferentes testes de função plaquetária (Cattaneo et al. 2004). Foram efectuados vários estudos em diferentes contextos para determinar o nível de resistência e a sua relação com os acontecimentos adversos. Até à data, tem havido uma fraca correlação entre os vários testes de função plaquetária e é extremamente difícil para os clínicos determinar qual o método a utilizar e em que coorte de doentes. Por conseguinte, estão a ser estudados novos testes e tratamentos para ajudar a ultrapassar este problema.

O mecanismo proposto para a resistência aos antiagregantes plaquetários é multifatorial e depende de vários factores intrínsecos e extrínsecos, e está descrito no Quadro 1.

O não cumprimento da aspirina representa 3% dos doentes resistentes à aspirina, e esta resistência pode ser ultrapassada através de um programa de tratamento monitorizado no hospital (Tantry et al.2005). A biodisponibilidade da aspirina aumenta com os alimentos, e a aspirina com revestimento entérico pode afetar a absorção. Os anti-inflamatórios não esteróides (AINE) parecem interagir com a aspirina, interferindo com a via da COX e aumentando a produção de tromboxano A2. A inflamação aumenta a atividade da COX-2 e a libertação de TXA 2 pelas plaquetas, resultando em eventos pró-trombóticos em doentes que tomam aspirina (Awtry et al. 2003). A Antithrombotic Trialists' Collaboration demonstrou uma redução de 33,3% na ocorrência de enfarte do miocárdio não fatal, uma redução de 25% nos acidentes vasculares cerebrais e uma redução de 16% na mortalidade vascular em doentes ateroscleróticos que tomam aspirina (Antiplatelet Trialists'Collaboration. 2005).

Do mesmo modo, a resistência ao clopidogrel pode ser multifatorial, tendo sido propostos na literatura vários mecanismos de resistência. O incumprimento, a dosagem inadequada e a absorção gastrointestinal reduzida são causas comuns. Vários estudos demonstraram uma maior inibição plaquetária com uma dose de carga de clopidogrel de 600 mg, quando comparada com 300 mg (Muller et al. 2001). O clopidogrel é um pró-fármaco que é convertido no seu metabolito tiol ativo pelas enzimas CYP3A4 e CYP2C19 do citocromo (CYP) P, e os inibidores da CYP3A4, como a eritromicina, a claritromicina e os antifúngicos, como o cetoconazol, o fluconazol e o itraconazol, afectam a conversão do clopidogrel no seu metabolito ativo (Taubert et al. 2004). O omeprazol é um inibidor do CYP2C19, e vários estudos demonstraram a inibição do clopidogrel com este inibidor da bomba de protões (Sibbing et al. 2009). Alguns doentes que demonstram resistência ao clopidogrel têm uma atividade metabólica reduzida do CYP2C19, que pode ser determinada geneticamente (Boulenc et al. 2012). Os indutores enzimáticos, como a rifampicina, a carbamazepina, os barbitúricos e a erva de S. João, aumentam a atividade do CYP3A4 e potenciam os efeitos antiplaquetários do clopidogrel, resultando num aumento do risco de hemorragia em alguns doentes.

Embora definida de forma variável, a resistência à terapêutica antiplaquetária é uma entidade clínica emergente e grave, para a qual se torna imperativo um teste de diagnóstico eficaz, bem como um plano de tratamento. Atualmente, o clínico pode melhorar parcialmente a capacidade de resposta à terapêutica antiplaquetária actuando sobre os factores extrínsecos, envolvidos na etiologia da resistência, incluindo a adesão ao tratamento, as interações medicamentosas e um bom controlo da pressão arterial, da glicemia e dos níveis lipídicos. A resistência aos antiagregantes plaquetários continua a ser um motivo de grande preocupação, uma vez que os antiagregantes plaquetários são as opções terapêuticas mais importantes nos doentes com doença arterial coronária.

Prevalência da resistência antiplaquetária em diferentes populações

Doença arterial coronária estável

Um estudo prospetivo de 326 doentes com DAC estável foi seguido durante 2 anos. 5,5% eram resistentes à aspirina por Light Transmission Aggregometry e 9,5% eram resistentes à aspirina por Platelet Function Analyzer 100 (Gum et al. 2001). A resistência à aspirina foi definida como uma agregação média superior a 70% com 10 microM de ADP e uma agregação média superior a 20% com 0,5 mg/ml de ácido araquidónico. Um outro estudo numa coorte de 98 indivíduos mostrou uma resistência de 29,6% em doentes a tomar Aspirina 160 mg/d. A resistência à aspirina pelo PFA-100 foi definida como tendo colagénio normal ou tempo de fecho da epinefrina inferior a 193 segundos. (Macchi et al. 2003).

Síndrome coronária aguda

Num estudo que envolveu 204 doentes (104 com SCA e 100 com DAC estável), 40,3% eram resistentes à aspirina no PFA 100, em comparação com 27% com DAC estável. O estudo Warfarin Aspirin Reinfarction II Study (WARIS- II) envolveu 202 doentes que foram selecionados para receber aspirina, varfarina ou ambas. A resistência à aspirina foi observada em 35% dos doentes que tomaram apenas aspirina e em 40% que tomaram aspirina e varfarina. Verificou-se um aumento da taxa de eventos CV nos doentes que não responderam à aspirina em comparação com os que responderam (36% vs 24%) (Andersen et al. 2002).

Intervenção coronária percutânea primária

60 doentes com enfarte agudo do miocárdio submetidos a angioplastia primária foram tratados com 300 mg de clopidogrel, seguidos de 75 mg/d, e 300 mg de aspirina, seguidos de 200 mg /d. Foram divididos em 4 quartis com base na redução da agregação plaquetária. Os doentes do primeiro quartil apresentavam uma agregação plaquetária de 103+/- 8%, enquanto os do quartil 2nd , 3rd e 4th apresentavam uma agregação plaquetária de 69, 58 e 33% dos seus respectivos valores de referência. Após 6 meses de seguimento, 7 doentes no primeiro quartil e 1 doente no quartil 2nd tiveram um evento CV (Matetzky et al. 2004).

Intervenção coronária percutânea electiva

Num estudo que envolveu 151 doentes asiáticos submetidos a ICP electiva, a resistência à aspirina foi avaliada pelo ensaio Verify Now. Todos os pacientes estavam tomando 80-325 mg de aspirina por pelo menos uma semana antes do procedimento e clopidogrel por 12-24 horas antes da ICP. 29 (19,2%) doentes foram considerados resistentes à aspirina (Chen et al. 2004). Outro estudo analisou a resistência antiplaquetária aos inibidores IIbIIIa em 485 doentes submetidos a ICP electiva utilizando o ensaio Verify Now. Os doentes cuja função plaquetária foi inibida em 90% ou mais tiveram uma taxa de eventos de 2%, em comparação com 10% para os doentes com inibição inferior a 90% (Hochholzer et al. 2006).

Trombose de stent

O ensaio CREST (Clopidogrel Effect on Platelet Reactivity in patients with stent thrombosis) demonstrou uma elevada reatividade plaquetária em doentes com trombose de stent (ST) quando avaliada pelos métodos LTA e VASP. Um outro estudo efectuado por Gurbel et al. comparou 20 doentes com TS com 100 doentes com stents patentes. A função plaquetária foi avaliada por LTA e os resultados sugeriram que a elevada reatividade plaquetária pós-tratamento e a inibição incompleta de P2Y12 são factores de risco para a trombose do stent (Gurbel et al. 2005). Outro estudo prospetivo de Muller et al acompanhou 105 doentes submetidos a ICP electiva e verificou que 2 doentes que desenvolveram TS eram resistentes ao clopidogrel (Muller et al.2003). Um estudo de Azenberg et al comparou 10 doentes com TS com 22 controlos utilizando o método de agregação plaquetária induzida por cisalhamento e verificou que a resistência à terapêutica antiplaquetária e o aumento da agregação plaquetária induzida por cisalhamento se correlacionavam bem com a trombose do stent (Ajzenberg et al. 2005). O intervalo entre a trombose do stent e a avaliação da resistência antiplaquetária em todos os estudos acima referidos foi variável. Além disso, a população de doentes era diversa, pelo que são necessários mais ensaios para avaliar a relação entre a trombose do stent e os mecanismos de resistência antiplaquetária.

Doença cerebrovascular

Num estudo que envolveu 180 doentes após AVC, verificou-se que 33% dos doentes eram resistentes à aspirina. Todos os doentes foram acompanhados durante 2 anos e foram observados pontos finais importantes em 40% dos doentes resistentes à aspirina em comparação com 4% dos que responderam à aspirina ($p<0,0001$) (Grotemeyer et al. 1993). Outro pequeno estudo comparou 35 doentes com sintomas (AVC isquémico ou AIT) nos últimos 3 dias com 18 doentes sem sintomas (sem sintomas de AVC há mais de 24 meses). Todos os doentes tomaram aspirina durante pelo menos 5 meses antes de serem testados para a resistência à aspirina. 34% dos doentes sintomáticos foram identificados como resistentes à aspirina em comparação com nenhum dos doentes assintomáticos (Grundmann et al. 2003).

Doença vascular periférica

Um estudo que envolveu 100 doentes com claudicação intermitente submetidos a angioplastia percutânea por balão ileofemoral electiva foi avaliado quanto à resistência à aspirina. A agregometria corrigida do sangue total (CWBA) foi avaliada na linha de base e em intervalos regulares até um ano após a angioplastia, enquanto estavam a tomar aspirina 100 mg/d. O AA, o ADP e o colagénio foram utilizados como principais estimulantes, tendo sido observada uma inibição significativa das plaquetas ao AA. A inibição da agregação plaquetária com CWBA foi reduzida nos doentes do sexo masculino, que apresentaram um risco significativo de recoclusão no local da angioplastia ($p= 0,009$). Nenhum dos doentes do sexo feminino teve reoclusão, e a análise estatística demonstrou uma diferença significativa no perfil de risco no grupo de doentes do sexo masculino, incluindo os níveis de tabagismo e os níveis de HDL. Detectou-se que 65% dos doentes eram resistentes à aspirina e 8 doentes do sexo masculino tiveram um evento vascular repetido durante um ano de seguimento (Mueller et al. 1997).

As tabelas 2.1 e 2.2 resumem a prevalência da resistência à aspirina e ao clopidogrel em diferentes populações de doentes, respetivamente.

As Tabelas 2.3 e 2.4 resumem as implicações clínicas e a relevância da resistência à Aspirina e ao Clopidogrel em diferentes populações de doentes

Tabela 2.1: Estudos que demonstram a prevalência de não-responsividade à Aspirina ou

resistência

Estudo	Número de indivíduos	Subgrupo de doentes	Dose de aspirina	Teste da função plaquetária	Prevalência de resistência (%)
Goma et al	325	CAD estável	325 mg	Agregação ótica induzida por ADP e AA	5.2
Mueller et al	100	PVD	100 mg	Agregometria de sangue total corrigida	60
Grotemeyer et al	180	CVA	1500 mg	Reatividade plaquetária	33
Chen et al	151	Eletivo PCI	80-325 mg	RPFA	19
Anderson et al	202	Correio MI	160 mg de aspirina vs. 75 mg de aspirina mais warafarina	PFA-100	35% nos doentes que tomam apenas aspirina, em comparação com 40% nos doentes que tomam aspirina e varfarina
Macchi et al	72	CAD estável	160 MG	PFA-100	29.2
Helgason et al	306	CVA	300-325 mg	Agregação plaquetária induzida por ADP	25
Alberts et al	129	CVA	81 vs. 325	PFA-100	37% no total 56% em doentes a tomar 81 mg vs. 28% em doentes a tomar 325 mg

Tabela 2.2: Estudos que demonstram a prevalência de não-responsividade ou resistência ao clopidogrel

Estudo	Gurbel et al .2003	Angjolülo et al.2005	AngioïHo et al.2005	Lepantal o et al 2004	Jaremo et al.2002	Lev El et al.2006	Mobley et al.2004	Muller et al.2003	Barragan et al.2003	Ajzenber get aL2005	Matetzky et al.2004	Dzlewierz et al.2005
Número de pacientes	92	52	48	50	18	150	50	119	48	32	60	31
Subgrupo de doentes	PCI	Diabéticos	PCI	PCI	PCI	PCI	PCI	PCI	ISR (16) vs sem ISR (32)	ISR (10) vs não ISR (22)	STEM!	CAD
Dose de clopidogrel: carga (mg)	300	300	300	300	300	300	300	600	-	300	300	300
Dose de clopidogrel: manutenção (mg)	75	75	75	75	75	-	75	75	Clopidogrel 75bd vs Ticlopidina 250 mg bd	75	75	-

Teste da função plaquetária	LTA	LTA e citometria de fluxo	LTA	LTA e PFA100	LTA	LTA	LTA	LTA	Ensaio citométrico de fluxo	Agregação plaquetária induzida por cisalhamento (SIPA)	LTA	LTA
Prevalência de resistência	31-35%	38% nos diabéticos , 8% nos não diabéticos	44%	40%	28%	24%	30%	5-11%	63,28 +/- 9,56% (em ISR) vs 39,8 +/- 10,9% (em não ISR)	41% casos vs. 18% controlos a uma taxa de cisalhamento de 200/s. 57% de casos vs. 23% de controlos a uma taxa de cisalhamento de 4000/s	25%	23%

Tabela 2.3: Estudos que demonstram as implicações clínicas da não-responsividade ou resistência à Aspirina

Estudo	Gurnet al.2 003	O estudo da esperança.	Mueller el al 1997	Pamukcuet aL2006	Grotemeyer el all993
Pacientes e período de acompanhamento	326 doentes com DAC estável 2 anos de seguimento	488 doentes com enfarte do miocárdio, acidente vascular cerebral ou morte CV 5 anos de seguimento	100 pacientes com claudicação intermitente que foram submetidos a angioplastia periférica percutânea 18 meses de seguimento	105 pacientes com SCA 12 meses de acompanhamento	174 pacientes com doença cerebrovascular anos de acompanhamento2 anos de acompanhamento
Teste da função plaquetária	Agregação ótica	Níveis urinários de metabolitos de tromboxano	Agregado de sangue total recolhido	PF A-100	Teste de reatividade plaquetária
Implicações clínicas da resistência à aspirina	5,2% de resistência, associada a um risco acrescido de morte CV, enfarte do miocárdio ou acidente vascular cerebral (HR: 3,12).	Os doentes do quartil superior tinham um risco 1,8 vezes superior ao dos doentes do quartil inferior (p=0,009).	Risco de reoclusão do local da angioplastia 87% mais elevado em doentes com inibição frustrada da agregação de colagénio e ADP	O MACE ocorreu em 45% dos doentes com resistência à aspirina e em 11,7% dos doentes sensíveis à aspirina.	A ocorrência de AVC recorrente, enfarte do miocárdio ou morte vascular foi mais provável nos doentes que não responderam à aspirina do que nos que responderam (40% vs 4,4%, respetivamente) (p<0,001)

Estudo	Pacientes e período de acompanhamento	Teste da função plaquetária	Implicações clínicas da resistência ao clopidogrel
Matetzky et al .2004	60 pacientes com STEMI submetidos a ICP 6 meses de acompanhamento	Agregação induzida por ADP utilizando LTA	Maior agregação plaquetária induzida por ADP no grupo de eventos cardíacos recorrentes (91±21 vs. 62±21%, p< 0.001)
Barragan et al.2003	16 pacientes com trombose de stent em comparação com 30 pacientes sem trombose de stent Estudo retrospetivo	Reatividade plaquetária melhorada utilizando o ensaio VASP	Os doentes com trombose do stent tinham uma reatividade plaquetária medida pelo ensaio VASP mais elevada (63,2±.6 vs. 39.8±10.9%, p<0.0001)
Ajzenberg et al.2005	49 doentes (10 doentes tinham trombose do stent, os restantes 39 pertenciam ao grupo de controlo)	Agregação plaquetária induzida por cisalhamento (SIPA)	Os doentes com trombose do stent apresentaram um SIPA mais elevado (41±12 vs. 18±8%, p=0,013 a uma taxa de cisalhamento de 200/s)
Estudo CREST. Gurbel et al. 2005	120 Estudo retrospetivo	Reatividade elevada pós-tratamento avaliada por LTA e inibição incompleta do recetor P2Y12 avaliada por VASP	Maior incidência de trombose do stent em doentes com maior agregação induzida por ADP (5iimol/l ADP: 49±4 vs. 33±2%,p<0,05,20 gmol/l ADP: 65±3 vs. 51±2%, p<0,001)
Cuisset et al. 2006	106 pacientes tratados com ICP Acompanhamento de 1 mês	LTA avaliada no momento da intervenção	Eventos recorrentes em doentes com maior agregação induzida por ADP (p <0.0001)

EXCELSIO R. Hochholzer et al. 2006	802 submetidos a ICP pré-tratados com 600 doses de carga de clopidogrel Acompanhamento de 1 mês	Agregação plaquetária induzida por ADP avaliada por LTA imediatamente antes da intervenção	O MACE aumentou com o aumento da agregação induzida pelo ADP (0,5% nos primeiros 2 quartis, 3,1% no quartil 3rd e 3,5% no quartil 4th , p=0,034)
PREPARAR O PÓS-ENTRADA. Gurbel et al. 2005	192 pacientes submetidos a ICP 6 meses de acompanhamento	Agregação plaquetária induzida por ADP avaliada por LTA	Agregação maior em doentes com eventos isquémicos recorrentes (63±2 vs. 56±15,p=0,02)
Lev et al. 2006	150 doentes (resistentes à aspirina e sensíveis à aspirina) submetidos a PC eletivo Avaliado aquando da alta	LTA	Os doentes resistentes à aspirina tiveram uma resposta mais baixa ao clopidogrel do que os doentes sensíveis à aspirina (20iimol/l ADP:19 vs. 73%, p=0,001, 5gl/l ADP:18 vs. 79%,p=0.001)
Geisler et al.2006	379 (206 angina estável e 173 ACS) submetidos a ICP, tratados com uma dose de carga de 600 mg. 3 meses de acompanhamento	Avaliação da resposta ao clopidogrel com LTA	Risco significativamente mais elevado de eventos cardiovasculares major nos não respondedores em comparação com os respondedores (22,7% vs 5,6%; p=0,004)

Existem muitos testes para avaliar a reatividade plaquetária e estes têm demonstrado uma grande variabilidade na resposta à medicação antiplaquetária, com prevalências variáveis de "resistência". A definição de "resistência" é muito difícil, uma vez que os diferentes métodos apresentam prevalências diferentes, consoante o teste utilizado, o valor de corte utilizado para definir a resistência, o momento em que a medicação é administrada e a população estudada. Uma metanálise efectuada por Hovens et al. encontrou heterogeneidade na prevalência da resistência à aspirina, o que se deveu à variabilidade dos resultados utilizando diferentes testes de função plaquetária (Hovens et al. 2007). É extremamente difícil para os clínicos determinar qual o método a utilizar para avaliar a função plaquetária e como interpretar os resultados. Até à data, não existe uma boa correlação entre os vários testes de função plaquetária. Muitos deles consomem muito tempo e não são aplicáveis a um contexto clínico. Nenhum preenche os critérios "ideais" descritos na nossa introdução. Além disso, até à data, existem muito poucos dados que sugiram que a alteração da medicação antiplaquetária com base nos resultados dos testes laboratoriais de "resistência" melhora os resultados clínicos. Uma metanálise realizada por Snoep et al (Snoep et al. 2007) sugere que os doentes com resistência laboratorial à aspirina têm maior probabilidade de sofrer eventos cardíacos adversos, mas é importante salientar que nenhum ensaio clínico prospetivo e bem potenciado avaliou o benefício de adaptar a medicação antiplaquetária especificamente a populações com reatividade plaquetária aumentada. A abordagem ao problema da resistência aos antiagregantes plaquetários tem sido o desenvolvimento de novos fármacos para inibir ainda mais a reatividade plaquetária ou aumentar a dose e o tempo de tratamento com os agentes antiagregantes atualmente disponíveis. No entanto, ambas as abordagens têm sido direcionadas para "todos os que chegam", em vez de adaptar especificamente qualquer uma destas abordagens aos doentes identificados como não respondedores. É importante salientar que o efeito secundário comum de hemorragia com todos os medicamentos antiplaquetários significa que a relação risco/benefício tem de ser cuidadosamente equilibrada e que pode ser mais importante individualizar esses medicamentos para os indivíduos identificados como "resistentes" do que administrar medicamentos mais fortes ou doses mais elevadas a todos os que aderem. Além disso, a prevalência de "resistência" a estes medicamentos antiplaquetários recentemente desenvolvidos não foi avaliada. Acreditamos que é necessário validar num ensaio clínico em grande escala um teste simples, rápido e próximo do doente, que seja acessível e útil no contexto clínico (e não apenas laboratorial), para identificar os doentes com uma resposta deficiente à medicação antiplaquetária. Isto permitiria a estratificação do risco e a individualização da medicação antiplaquetária para melhorar os resultados nestes doentes, com novos tratamentos ou doses optimizadas dos medicamentos atualmente disponíveis (Saraf et al. 2009).

Determinantes da lise endógena (tempo de lise), mecanismo de fibrinólise e marcadores fibrinolíticos plasmáticos

A fibrinólise desempenha um papel importante na lise de um trombo rico em plaquetas, e as perturbações no sistema lítico podem resultar em complicações trombóticas ou hemorrágicas. O plasminogénio é o principal componente da via fibrinolítica, sendo convertido em plasmina pelo ativador do plasminogénio de tipo tecidular t-PA e pelo ativador do plasminogénio de tipo uroquinase uPA. A plasmina contribui para a degradação da fibrina e das proteínas da matriz extracelular, como a fibronectina, a laminina, o proteoglicano e o colagénio de tipo IV, e o PAI-1 e o a2-antiplasma contribuem para a regulação do sistema fibrinolítico.

Os determinantes mais comuns da fibrinólise endógena e dos marcadores fibrinolíticos são ativador do plasminogénio do tipo tecidular (t-PA), ativador do plasminogénio do tipo uroquinase (u-PA), inibidores dos activadores do plasminogénio do tipo 1 (PAI-1), alfa2-antiplasmina (alfa2-AP), complexos plasmina- alfa2-antiplasmina (PAP), inibidores fibrinolíticos activáveis pela trombina (TAFI), dímero D e produtos de degradação da fibrina/fibrinogénio (FDP).

Foram estudados vários marcadores de fibrinólise plasmática, tal como referido anteriormente, mas não existe evidência conclusiva que sugira a utilização de um determinado marcador fibrinolítico. Os estudos têm utilizado os diferentes biomarcadores com resultados contraditórios, e o papel dos diferentes marcadores fibrinolíticos na previsão dos resultados da doença arterial coronária permanece indeterminado, principalmente devido à variabilidade dos níveis plasmáticos destas proteínas entre e dentro dos indivíduos, e a outras propriedades não fibrinolíticas destas proteínas.

Ativador do plasminogénio de tipo tecidular (t-PA)

O t-PA é uma serina protease que se encontra nas células endoteliais e ativa a fibrinólise através da conversão do plasminogénio em plasmina. Foram registados níveis plasmáticos elevados do antigénio e da atividade do t-PA durante a fase aguda do enfarte do miocárdio, e níveis elevados durante a fase subaguda foram preditivos de futuros eventos cardíacos adversos (Soeki et al. 2002). Também foi observada uma associação entre concentrações elevadas de t-PA e o risco de eventos cardíacos subsequentes em doentes com angina estável (Jansson et al.1996). No estudo MIRACL (Myocardial Ischaemia Reduction with Aggressive Cholesterol Lowering), níveis mais elevados de t-PA foram associados a eventos cardíacos adversos recorrentes. Este facto pode dever-se a uma associação entre o t-PA e o sexo, o índice de massa corporal ou o tabagismo ou à formação do complexo t-PA/PAI-1 (Kinlay et al. 2009). Os níveis de t-PA em indivíduos saudáveis (Gram et al. 2000) e em mulheres pós-menopáusicas são também preditivos de doença arterial coronária futura (Pradhan et al. 2004).

O t-PA recombinante é utilizado na clínica para tratar o STEMI, os grandes enfartes pulmonares e o AVC isquémico. O PAI-1 e o PAI-2 são inibidores específicos do t-PA produzidos por células endoteliais, células musculares lisas, fibroblastos e hepatócitos. O t-PA forma um complexo com o PAI-1, que tem um efeito inibidor na fibrinólise e, por conseguinte, reflecte paradoxalmente uma diminuição da fibrinólise endógena (Jansson et al. 1993).

Inibidor do ativador do plasminogénio -1 (PAI-1)

O PAI-1 é um inibidor da serina protease segregado principalmente pelas células endoteliais e inibe a fibrinólise através da inibição do t-PA e do ativador do plasminogénio do tipo uroquinase (u-PA). A maior parte do PAI-1 é segregada pelo endotélio vascular, mas também está presente nas plaquetas, no fígado e nas células musculares lisas vasculares (Hinsberg et al.1991). Tem a capacidade de se ligar à fibrina, impedindo a degradação da fibrina, e a sua capacidade de se ligar ao t-PA resulta na inibição da fibrinólise, promovendo a formação de trombos. Existem estudos que sugerem que níveis elevados de PAI-1 estão independentemente associados à ocorrência do primeiro enfarte do miocárdio em indivíduos jovens saudáveis e ao subsequente aumento do risco de futuros eventos cardíacos em doentes com doença arterial coronária (Thogersen et al. 1998). O PAI-1 acumula-se nos vasos e sabe-se que a sua acumulação está associada à aterosclerose, resultando na formação de placas. Sabe-se que os doentes diabéticos têm níveis mais elevados de PAI-1, o que pode explicar em parte o aumento da incidência de doença coronária neste subgrupo (Sobel et al. 1998). No Stockholm Heart Epidemiology Program (SHEEP), a concentração plasmática do complexo tPA/PAI-1 foi significativamente associada ao risco de enfarte em ambos os sexos (Nordenhem et al. 2005). Pelo contrário, no estudo ADVANCE (Action in Diabetes and Vascular Disease) e num subgrupo do estudo Framingham, não se observou uma correlação significativa entre os níveis de PAI-1 e os resultados adversos (Wang et al. 2007). No entanto, no estudo Caerphilly, níveis elevados de PAI-1 foram associados a uma maior incidência de eventos cardiovasculares (Smith et al.2005).

Vários factores estimulam a libertação de PAI-1 e incluem o sistema renina angiotensina (SRA) ativado, a hipertrigliceridemia, a hiperglicemia e a hiperinsulinemia. Sabe-se que a produção de estrogénios nas mulheres mantém o PAI-1 em níveis normais.

O **sistema renina-angiotensina** está concentrado principalmente nas células vasculares e endoteliais. A angiotensina II estimula a produção de

PAI-1 ligando-se a estas células endoteliais. A enzima conversora da angiotensina (ECA) converte a angiotensina I em angiotensina II, estimulando a produção de PAI-1 (Rakugi et al.1994). A bradicinina é um vasodilatador que promove a produção de t-PA e promove a fibrinólise. A ECA aumenta a degradação da bradicinina, inibindo assim a fibrinólise e promovendo a formação de trombos (Brown et al. 1999).

Sabe-se que **os níveis elevados de glicose e de insulina** estimulam a libertação de PAI-1. A glicose estimula a libertação de PAI-1 ao estimular a transcrição do gene PAI-1 nas células do músculo liso vascular. Assim, um bom controlo da diabetes através de medicamentos antidiabéticos ajuda a reduzir a atividade do PAI-1, diminuindo a trombogenicidade e reduzindo o risco de futuros eventos cardíacos (Pandolfi et al. 1996).

A insulina **endógena** e os seus precursores promovem a atividade do PAI-1 e a utilização de insulina exógena ajuda a reduzir a expressão do ARNm do PAI-1, inibindo a trombose mediada pelo PAI-1 (Jain et al. 1993).

A hipertrigliceridemia está associada à doença arterial coronária, o que pode ser explicado pela associação entre triglicéridos e PAI-1. Os triglicéridos VLDL e LDL estimulam a libertação de PAI-1 das células endoteliais, inibindo a fibrinólise (Mussoni et al. 1992).

Os acontecimentos trombóticos são mais frequentes nas mulheres pós-menopáusicas. Isto deve-se principalmente à proteção proporcionada pelos estrogénios nas mulheres na pré-menopausa e nas mulheres na pós-menopausa que fazem terapêutica de substituição hormonal (TRH) com estrogénios. Os estrogénios orais reduzem a produção de PAI-1 no fígado e promovem a fibrinólise. O óxido nítrico também inibe a expressão de PAI-1, e o estrogénio exerce um efeito protetor ao aumentar a produção de óxido nítrico (Brown et al. 2002).

Foi também demonstrado que os agentes farmacológicos influenciam os níveis de PAI-1 e têm um efeito benéfico no sistema fibrinolítico. Os inibidores da enzima de conversão da angiotensina (IECA), os agentes da terapia de substituição hormonal (TRH), as biguanidas, como a metformina, e os inibidores da HMG coenzima-A redutase, como as estatinas, demonstraram ter um efeito benéfico no sistema fibrinolítico, alterando os níveis de PAI-1.

Tanto em modelos humanos como animais, **os IECA** demonstraram atenuar significativamente a expressão e a atividade do PAI-1. O quinapril em doses elevadas demonstrou uma redução de 26% na atividade do PAI-1, p= 0,08 em doentes normotensos que não tinham doença cardiovascular, renal, pulmonar ou endócrina subjacente (Brown et al. 1998). Um estudo de Vaughan et al. demonstrou uma redução de 44% do antigénio PAI-1 em 120 doentes que iniciaram o tratamento com ramipril nas 24 horas seguintes a um enfarte agudo do miocárdio (Vaughan et al.1997). O captopril proporcionou uma redução significativa do nível de antigénio PAI-1 quando iniciado após 2 dias (p= 0,02) e 1 mês (p< 0,001) de um EAM (Moriyama et al. 1998). Noutro estudo, o captopril reduziu o nível do antigénio PAI-1 em 46% quando iniciado 8 semanas após um EAM (p= 0,001) (Wright et al.1994).

As terapias de substituição hormonal têm vários efeitos benéficos quando tomadas em mulheres pós-menopáusicas. Melhoram o metabolismo dos hidratos de carbono, controlando a hiperglicemia e a hiperinsulinemia, e regulam a distribuição da gordura corporal. Diminuem o colesterol LDL e aumentam os níveis de colesterol HDL e desempenham um papel importante no controlo da síndrome de resistência à insulina. Os estrogénios orais reduzem os níveis e a atividade do antigénio PAI-1, ao contrário dos estrogénios transdérmicos. Isto deve-se possivelmente à supressão da produção pelos hepatócitos e ao aumento da depuração hepática do PAI-1. As TRH também aumentam a atividade do t-PA através da redução dos níveis do antigénio t-PA e, consequentemente, promovem a fibrinólise, aumentando a biodisponibilidade do óxido nítrico que, por sua vez, inibe a expressão do PAI-1. Num estudo realizado com 288 mulheres pós-menopáusicas, Shahar et al demonstraram uma redução de 28% no antigénio PAI-1 (p= 0,04) e uma redução de 18% no nível de antigénio t-PA (p= 0,004) em mulheres pós-menopáusicas que tomam TRH, quando comparadas com mulheres pós-menopáusicas que não tomam reposição de estrogénios. Sabe-se também que os estrogénios elevam os níveis de triglicéridos nas mulheres pós-menopáusicas, mas a redução da atividade do PAI-1 foi independente deste efeito, tal como demonstrado no estudo Atherosclerosis Risk in Communities

(ARIC) (Shahar et al. 1996). Um estudo realizado por Katz et al. demonstrou uma redução de 45% dos níveis de PAI-1 apenas nas primeiras horas da manhã em doentes pós-menopáusicas que tomavam estrogénio de substituição, sugerindo que o ritmo circadiano desempenha um papel importante na fibrinólise (Katz et al. 1996).

As biguanidas, como a metformina, são utilizadas no tratamento da Diabetes Mellitus tipo 2. Estes medicamentos melhoram a sensibilidade à insulina, reduzem a produção de glucose pelo fígado e aumentam a sua utilização nos tecidos periféricos. Reduzem os níveis de colesterol e ajudam na redução de peso. Actuam como fibrinolíticos, reduzindo os níveis de PAI-1. Vários estudos demonstraram uma redução significativa dos níveis de antigénio PAI-1 em doentes diabéticos que tomam metformina. Grant et al demonstraram uma redução significativa dos níveis de antigénio PAI-1 em 75 doentes diabéticos que tomavam diferentes doses de metformina. A redução do PAI-1 foi independente da dose de metformina utilizada, tendo-se registado uma redução significativa quando comparada com o grupo placebo que não estava a ser tratado com biguanidas (Grant et al. 1996). No estudo BIGPRO -1, 457 doentes obesos não diabéticos foram aleatorizados para receber metformina ou placebo. Verificou-se uma redução de 30-40 % no antigénio PAI-1 e no nível de atividade em ambos os grupos, mas não se observou qualquer benefício adicional no grupo da metformina em comparação com o placebo (Charles et al. 2000).

As tiazolidinedionas reduzem os níveis de glucose no sangue e melhoram a sensibilidade à insulina. Num pequeno estudo realizado por Kato et al., foi demonstrado que doses elevadas de troglitazona reduzem o antigénio PAI-1 e o nível de atividade em doentes diabéticos, mas não foi observada qualquer redução do PAI-1 em doentes não diabéticos ou em doentes magros saudáveis (Kato et al.2000).

A terapêutica com insulina é utilizada em doentes diabéticos para baixar os níveis de glucose. A hiperinsulinémia resulta em níveis elevados de PAI-1 e a terapêutica com insulina melhora a sensibilidade à insulina e ajuda a reduzir o PAI-1 e a facilitar a fibrinólise em doentes diabéticos (Lormeau et al. 1997).

As estatinas são inibidores da HMG-Coenzima A redutase que ajudam a baixar os níveis de colesterol em doentes com hipercolesterolemia, mas também em doentes com níveis normais de colesterol. Foram realizados vários pequenos estudos que compararam o efeito das estatinas na atividade do PAI-1. Um estudo de Weisbauer et al. demonstrou uma redução da produção de PAI-1 por todas as estatinas, exceto a pravastatina (Weisbauer et al.2002). Pelo contrário, um estudo de Dangas et al demonstrou uma redução significativa de 22% dos níveis de PAI-1 em 57 doentes hiperlipidémicos que tomavam pravastatina, em comparação com placebo. Este efeito foi observado independentemente da redução do colesterol (Dangas et al.2000). Um estudo de Isaacsohn et al. demonstrou uma diminuição significativa da atividade do PAI-1 com a lovastatina (Isaacsohn et al.1994), enquanto outro pequeno estudo de Zambrano et al. não demonstrou qualquer efeito sobre o PAI-1 com a lovastatina em doentes hiperlipémicos submetidos a transplante cardíaco (Zambrano et al.1997).

Ativador do plasminogénio do tipo uroquinase (u-PA)

O ativador do plasminogénio do tipo uroquinase é uma serina protease presente no plasma da corrente sanguínea e nos tecidos extracelulares. É um ativador do plasminogénio que, quando ativado em plasmina, facilita a fibrinólise. Encontra-se em concentrações plasmáticas de 2 a 4 ng/ml. A uroquinase recombinante é utilizada no tratamento da embolia pulmonar e na lavagem de cateteres de hemodiálise.

Complexo plasmina-alfa2-antiplasmina (PAP)

A PAP é uma serina protease que inativa a plasmina. Existem vários estudos que demonstram a relação entre os níveis de PAP e eventos coronários futuros. No estudo Cardiovascular Health, os níveis de PAP foram preditivos de enfarte do miocárdio em indivíduos saudáveis com idade superior a 65 anos (OR: 3,1) (Cushman et al. 1999). Do mesmo modo, foi observada uma associação entre os níveis de PAP e a morte no grande estudo Multiethnic study of Atherosclerosis (HR: 2,0) (Folsom et al. 2009). Por outro lado, no estudo AtheroGene, os níveis de PAP não tiveram associação com futuros eventos cardíacos adversos (Morange et al. 2006).

Inibidores fibrinolíticos activáveis pela trombina (TAFI)

O TAFI é uma proenzima do tipo carboxipeptidase B identificada nas plaquetas a uma concentração de 50ng/l x 10 . É activada pela trombina, isoladamente ou em combinação com a trombomodulina, para formar TAFIa. TAFIa é a forma ativa de TAFI e está associada à regulação negativa da fibrinólise através da remoção das lisinas C-terminais da fibrina. É sintetizada no fígado e a forma ativa tem uma semi-vida de várias horas. As pessoas com deficiência em TAFI tendem a sofrer de diátese hemorrágica. Um estudo de Cloucci et al demonstrou que o aumento das hemorragias em doentes cirróticos era secundário à hiperfibrinólise devida à deficiência de TAFI. O antigénio TAFI é medido através de ELISA e do ensaio de lise do coágulo (Colucci et al. 2003). Existem dados que sugerem que tanto os níveis elevados como os baixos do antigénio TAFI ativado são observados em doentes com doença arterial coronária. Foram observados níveis elevados de TAFIa no estudo Athero Gene (Tregouet et al.2009) e foram independentemente associados a um risco elevado de morte cardiovascular (HR: 1,7). Pelo contrário, nos estudos ATTAC (The role of thrombin activatable fibrinolysis inhibitor in arterial thrombosis at a young age) e SMILE (Study of Myocardial Infarctions Leiden), níveis baixos de TAFIa foram associados a uma maior incidência de doença cardiovascular (Meltzer et al.2009).

Trombólise Endógena - Uma entidade negligenciada, com utilidade prognóstica no Síndrome Coronário Agudo

A trombólise endógena é considerada um mecanismo de proteção contra a oclusão arterial duradoura, e o enfarte agudo do miocárdio tem sido considerado um resultado da falha da trombólise espontânea atempada (Swan et al. 1989).

Tal como referido no capítulo anterior, as células do endotélio vascular sintetizam vários agentes trombóticos e trombolíticos, sendo estes agentes activados e libertados durante a lesão da parede do vaso e regulados pela libertação de óxido nítrico. Os agentes comuns que estimulam a trombose são o PAI-1, o PAI-2, o TAFI, o dímero D e a proteína C e os agentes fibrinolíticos comuns são o t-PA e o u-PA. O equilíbrio entre a atividade destes factores pró e anti fibrinolíticos é crucial para determinar a eficácia da trombólise endógena. Em várias condições clínicas, como a diabetes mellitus, a esclerose múltipla, a sépsis grave e a cirrose avançada, a trombólise endógena é prejudicada, resultando num estado pró-trombótico. Verifica-se uma grande variação individual na eficácia do sistema fibrinolítico dos indivíduos, que depende em grande medida da atividade do antigénio PAI-1, dos níveis de TAFI e de t-PA. Vários factores podem resultar na falha da lise espontânea, sendo os factores comuns o excesso de antigénio PAI-1 circulante, a falta de elementos líticos, o aumento da trombogenicidade da placa secundária ao aumento do tamanho, da composição ou da localização. A variação acentuada dos níveis de proteínas fibrinolíticas plasmáticas, tanto entre indivíduos como dentro de cada indivíduo, e os seus efeitos antifibrinolíticos podem explicar o reduzido interesse por esta importante entidade clínica. De seguida, discutimos os vários estudos que demonstraram efeitos benéficos da trombólise endógena em doentes aterotrombóticos.

Num estudo de Swan et al (Swan et al. 1989), os doentes com artérias ocluídas foram submetidos a angiografia coronária algumas semanas a meses após o IAM inicial, tendo sido demonstrada a patência da artéria culpada durante a angiografia, sugerindo que a trombólise endógena teve um papel fundamental na dissolução do trombo. Noutro estudo, mais de 90% dos doentes com EAM tiveram oclusão completa da artéria coronária afetada secundária a trombo nas 4 horas seguintes à dor torácica cardíaca, e a repetição da angiografia 12 horas depois demonstrou 30-40% de recanalização espontânea desta artéria (DeWood et al. 1980). Hackett et al. demonstraram reperfusão coronariana intermitente espontânea num pequeno estudo com 45 pacientes com IAM. O ECG contínuo e a angiografia coronária seriada foram realizados nesses pacientes, e em 8 pacientes, a elevação do ST no ECG retornou à linha de base antes da realização do arteriograma coronário, sugerindo que a reperfusão espontânea era comum nos estágios iniciais de um IAM (Hackett et al. 1987). Num estudo de Rentrop et al, 122 pacientes com IAM foram randomizados para estreptoquinase intracoronária, nitroglicerina intracoronária, estreptoquinase intracoronária e nitroglicerina intracoronária, ou terapia convencional sem angiografia inicial. Em 67% dos doentes, a angiografia inicial demonstrou a oclusão completa da artéria relacionada com o enfarte (Rentrop et al. 1984). No entanto, aos 10-14 dias, a angiografia repetida demonstrou a permeabilidade do vaso culpado em 74% dos doentes, independentemente do tratamento recebido, demonstrando o efeito positivo da trombólise endógena. A evidência também sugere que a reperfusão espontânea ocorre em 40 minutos na angina instável, em 60-90 minutos no enfarte do miocárdio de espessura parcial e em mais de 3 horas no enfarte do miocárdio de espessura total. A lise espontânea tardia também ocorre numa proporção significativa de pacientes, especialmente naqueles que desenvolvem um aneurisma do ventrículo esquerdo (Forman et al. 1986). Em um estudo realizado por De Wood et al, 29 de 36 pacientes com IAM tinham artérias completamente ocluídas, dos quais 17 demonstraram recanalização espontânea na repetição da angiografia. A função ventricular esquerda foi medida em todos os pacientes, na linha de base e durante a repetição da angiografia. Embora não tenha sido observada nenhuma diferença significativa no grupo com oclusão completa (55±8% para 52±8%, P=NS), foi observada uma melhoria significativa na fração de ejeção no grupo com recanalização espontânea (44±15% para 56±10%, P= 0,05). Não foi observada diferença significativa na diferença da fração de ejeção nos 2 grupos durante a angiografia repetida (52±8% versus 56±10%, P=NS), nem todos os doentes com reperfusão espontânea demonstraram melhoria, sugerindo que são necessários estudos maiores para estudar os efeitos benéficos da recanalização (DeWood et al.1985).

O salvamento do miocárdio através de imagens de perfusão com tecnécio-99m sestamibi foi determinado em doentes com EAM tratados com aspirina e heparina, e verificou-se que a patência da artéria relacionada com o enfarte aumentou de 16-24% durante as primeiras 24 horas para 57-64% após 3 dias. A heparina é um anticoagulante e impede a conversão da protrombina em trombina, impedindo a formação e a propagação do coágulo. Não actua como trombolítico, e presume-se que o aumento da perfusão observado seja secundário à

reperfusão espontânea da artéria relacionada com o enfarte (Christian et al. 1991). O salvamento do miocárdio foi detectado em 21 doentes, tendo sido observado em cerca de 6%±11% do ventrículo esquerdo, e foi significativamente maior com artérias relacionadas com o enfarte patentes, em comparação com artérias que estavam completamente ocluídas (P= 0,001) (Christian et al.1998). Mais dados de 8 estudos sugeriram que a patência da artéria relacionada com o enfarte variava entre 9-28% antes da terapia trombolítica ou angioplastia, e aumentava para 36-78% em 72 horas com a infusão de heparina na ausência de quaisquer outras terapias de reperfusão (Granger et al. 1992). Foi observado um benefício sintomático significativo com resolução da dor torácica em doentes com artérias relacionadas com o enfarte patentes (100% vs 55%, P=0,003).
Lee et al demonstraram que a reperfusão secundária à fibrinólise espontânea resultou num fluxo sanguíneo coronário mais rápido e melhorou significativamente os resultados clínicos. O estudo incluiu 199 pacientes com STEMI que foram submetidos a angioplastia primária. 6 semanas após a angioplastia, os pacientes com reperfusão espontânea neste subconjunto de pacientes tiveram uma taxa mais alta de fluxo TIMI 3, e a mortalidade, reinfarto e insuficiência cardíaca congestiva foram significativamente menores neste grupo de pacientes (4,5% vs 18,4%, P <0,05) sugerindo que a reperfusão espontânea foi um indicador prognóstico em pacientes com IAM submetidos à angioplastia primária (Lee et al. 2001). Há relatos de casos de fibrinólise espontânea de trombos em artérias carótidas internas (Calleja et al. 2004) e periféricas (Weiner et al. 1984), sugerindo que a reperfusão espontânea secundária à trombólise endógena pode ocorrer tanto na vasculatura central quanto na periférica.
Um grupo japonês liderado por Ikarugi et al. investigou a extensão da reatividade plaquetária e da trombólise espontânea em homens e mulheres utilizando o GTT, tendo sido observada uma atividade tombolítica significativamente reduzida nos homens com idade superior a 51 anos. 145 indivíduos normais sem qualquer história cardíaca significativa ou factores de risco foram testados com o GTT. Não foi observada qualquer diferença significativa nos valores de OT nos diferentes grupos etários, quer nos homens quer nas mulheres, mas a LT foi significativamente prolongada nos homens mais velhos, com idade superior a 51 anos, quando comparados com homens de meia idade, com idades compreendidas entre os 31 e os 50 anos (LT: 3657±461s vs 2398±236s, P= 0,0002) (Yamashita et al. 2005). A doença arterial coronária é mais prevalente nos homens, e estes resultados estão de acordo com esta observação. Outro estudo japonês em 64 indivíduos demonstrou LTs significativamente mais longos em homens idosos em comparação com homens jovens (idade média de 64,5±1,1 anos nos idosos, LT: 4555,0±187,2 vs 3134,2±249,3s, P< 0,001) usando o GTT. Nos idosos fumadores, o tempo de latência foi prolongado quando comparado com os idosos não fumadores (LT 5407,1±83,4 vs 2910,4±404,6S, P<0,001), e pode ser secundário à disfunção endotelial relacionada com a idade e à redução da libertação de óxido nítrico (Ikarugi et al. 2003).

Testes para avaliar a fibrinólise plasmática endógena

Os ensaios globais de fibrinólise já existem há algum tempo, mas nenhum dos testes é efetivamente utilizado no contexto clínico. São demorados, exigem muito trabalho e, mais importante ainda, há incerteza quanto ao biomarcador a medir, uma vez que existem poucos dados disponíveis sobre os níveis de marcadores fibrinolíticos e os resultados cardíacos. Além disso, a maioria dos testes disponíveis mede a lise do coágulo em vez da trombólise. Abaixo, discuto os diferentes testes disponíveis para avaliar a fibrinólise, com os seus méritos e deficiências.

Método da placa de fibrina

O ensaio de placas de fibrina foi introduzido em 1952 por Astrup e Mullertz. O plasminogénio foi adicionado às placas de fibrina e incubado com uroquinase ou estreptoquinase durante algumas horas. Este ensaio foi considerado complicado, moroso, pouco fiável e com baixa reprodutibilidade (Marsh et al. 1972).

Tempo de lise do coágulo de euglobulina (ELT)

O ELT é um teste que mede a fibrinólise global. Utiliza a adição de ácido ao plasma citratado pobre em plaquetas para precipitar os factores de coagulação na fração de euglobulina. A fração de euglobulina contém também factores fibrinolíticos como fibrinogénio, PAI-1, t-PA, plasminogénio, fator VIII e alfa 2 anitplasmina. É necessária a adição de cálcio para ativar a coagulação e, subsequentemente, ocorre a lise do coágulo. O teste é sensível à temperatura e ao pH, e os dados sugerem que os resultados não são reprodutíveis e que não é um teste fiável para medir a fibrinólise (Katz et al. 1970).

Ensaio de parâmetros de fibrinólise (FIPA)

Este ensaio de fibrinólise mede a quantidade de atividade da plasmina no sangue. O reagente FIPA consiste em uroquinase, ácido tranexémico e albumina e é adicionado ao sangue citratado. São adicionados outros reagentes para determinar a atividade da plasmina. No tempo de reação de fibrinólise (FRT) de 10 minutos a 37°C, mede-se a atividade máxima de plasmina plasmática induzível. O intervalo normal é de 100±15% (MV ±1 SD). Este ensaio não é sensível a concentrações fisiológicas de pró-uroquinase e ativador do plasminogénio de tipo tecidular e tem as suas limitações na prática clínica (Stief et al. 2000).

Ensaio de lise oxidativa intrínseca do coágulo (INOXLA)

Os granulócitos são mediadores da fibrinólise e libertam prouroquinase, cloramina e NADPH-oxidase, que por sua vez libertam anião superóxido e desempenham um papel na fibrinólise. A cloramina gera 0_2 que aumenta a fibrinólise mediada pela uroquinase. O plasma é incubado com vários agonistas, como o cloreto de cálcio, ao qual é adicionada cloramina. A uroquinase é então adicionada a esta placa de microtítulo e ocorre a fibrinólise. O intervalo normal para a INOXLA foi registado como 100% ±25% (média ± DP). Se a atividade da uroquinase for atenuada pelo PAI -1, não ocorre lise do coágulo. Com base neste princípio, foi desenvolvido o INOXLA, em que a turvação do coágulo ajuda a determinar a massa ou a lise do coágulo (Steif et al. 2007).

Limitações dos actuais testes da função plaquetária, Fundamentação da avaliação da reatividade plaquetária e necessidade de novas modalidades de teste

As actuais diretrizes da Sociedade Europeia de Cardiologia não recomendam a utilização de rotina de testes de função plaquetária, uma vez que os ajustes de dose do clopidogrel não demonstraram qualquer benefício clínico (Price et al. 2011). Foi emitida uma indicação IIb para a realização de testes de reatividade plaquetária elevada em doentes selecionados com NSTEMI que estejam a tomar clopidogrel. Também recomendam o uso dos novos agentes antiplaquetários Prasugrel ou Ticagrelor em pacientes com NSTEMI tratados com ICP, desde que não haja contraindicação (Hamm et al. 2011). As Diretrizes da AHA/SCAI de 2011 recomendam a utilização de testes de função plaquetária em doentes com elevado risco de eventos clínicos após ICP e a mudança para novos agentes antiplaquetários se os resultados forem sugestivos de elevada reatividade plaquetária durante o tratamento (Levine et al. 2011).

Os testes de função plaquetária que demonstraram prever resultados clínicos são o ensaio Verify now, o ensaio Multiplate, o VASP e o LTA (Freynhofer MK et al. 2011, Stone et al. 2013). No entanto, devido à falta de padronização com o LTA, a utilização do LTA só é recomendada se não estiverem disponíveis outros ensaios (Bonello et al. 2010).

Num estudo com 297 doentes com SCA (Pannicia et al. 2009), a reatividade plaquetária residual foi avaliada com o MEA, o LTA e o PFA-100, tendo-se verificado uma correlação significativa entre o MEA e o LTA ($P<0,0001$) e entre o MEA e o PFA-100 ($P<0,0001$). Por outro lado, num outro estudo realizado por Gaglia et al (Gaglia et al. 2011), 200 doentes submetidos a ICP e em tratamento com clopidogrel foram avaliados quanto à HPR utilizando o VASP, o LTA e o ensaio Verify now. A percentagem de doentes com HPR elevada utilizando o VASP foi de 39,3%, 27,3% com o Verify Now, e 23,1% (ADP 5 ,u\l e 16,2% (ADP 20 gM) com o LTA. Não foi observada uma correlação significativa entre os três testes (Bonello et al. 2010). Outro estudo com 201 pacientes com doença arterial coronária estável não demonstrou qualquer correlação significativa utilizando diferentes testes de função plaquetária. A prevalência de aspirina foi de 10,3-51,7% com o LTA, 6,7% com o ensaio Verify now, 18,0% com a agregometria do sangue total, 59,5% com o PFA-100 e 22,9% com a medição das concentrações urinárias de 11-dehidro-trombboxano B2 (Lordkipanidze et al. 2007).

O registo ADAPT-DES foi um grande registo multicêntrico que demonstrou trombose de stent precoce (HR: 3,00, IC 95%: 1,39-6,49, P = 0,005) e tardia (HR: 2,49, IC 95%: 1,43-4,31, P = 0,001) em doentes com HPR utilizando o ensaio Verify now (Stone et al. 2013). No estudo TRILOGY-ACS, os doentes com NSTEMI medicamente geridos a tomar prasugrel demonstraram uma maior inibição plaquetária em comparação com o clopidogrel, mas tal não se traduziu numa melhoria dos resultados clínicos (Gurbel et al. 2012). No estudo GRAVITAS, apesar da maior inibição plaquetária utilizando o ensaio Verify now, não foi observada uma diferença significativa no MACE entre os grupos de clopidogrel de dose elevada e de dose padrão (HR: 1,01, IC 95%: 0,58-1,76, P = 0,98) (Price et al. 2011). Da mesma forma, no estudo RECLOSE-2 ACS, embora os pacientes com HPR tivessem um risco aumentado de morte cardíaca e trombose de stent, o aumento da dose de clopidogrel não reduziu o risco de um evento adverso (Parodi et al. 2011). Embora doses mais elevadas de clopidogrel não tenham melhorado os resultados nestes estudos, resta saber se a mudança destes doentes com HPR para agentes antiplaquetários mais recentes resultará numa melhoria dos resultados.

A principal limitação dos testes de função plaquetária disponíveis acima mencionados é o facto de todos eles serem realizados com sangue citratado. O citrato reduz a concentração plasmática de Ca2+ de 0,94-1,33 mM para 40-50 gM. A agregação plaquetária é óptima a níveis de 100 gM de Ca2+, e a níveis inferiores a 10 gM, a agregação plaquetária não ocorre. No sangue citratado, a trombina não é gerada e os níveis de Ca_2 + são significativamente reduzidos para 40-50 gM, resultando numa agregação plaquetária subóptima (Ataullakhanov. 1994, Moore et al. 1970,).

Na maioria dos testes de função plaquetária, a amostra citratada é testada entre 30 minutos e 48 horas após a colheita. Durante este período, o comportamento das plaquetas e a resposta aos estímulos de agregação alteram-se, resultando numa resposta mínima à agregação, uma vez que a agregação máxima é demonstrada até uma hora após a colheita de sangue (Rossi et al. 1975).

Os testes de função plaquetária acima mencionados, utilizados na prática clínica, medem a resposta das plaquetas a apenas um agonista específico: ADP, epinefrina, ácido araquidónico ou colagénio. O efeito da tensão de cisalhamento e da trombina não é medido devido às razões acima mencionadas. Além disso, o estado fibrinolítico global é difícil de determinar utilizando estes testes de função plaquetária, uma vez que a maioria destes testes mede a resposta a apenas um ou alguns, mas não a todos os marcadores fibrinolíticos. Assim, é difícil determinar o verdadeiro estado trombótico e trombolítico de um indivíduo utilizando os testes de função plaquetária atualmente disponíveis e, por conseguinte, a necessidade de um teste mais global de trombose e trombólise.

O GTT é efectuado em sangue nativo imediatamente após a colheita; é induzido por cisalhamento e é capaz de avaliar o efeito da trombina na trombose. Também é capaz de avaliar a atividade trombolítica endógena e, por isso, parece ser um teste mais fisiológico do que os testes de função plaquetária atualmente disponíveis para uso clínico.

Nos últimos anos, tem-se verificado uma redução significativa da taxa de eventos recorrentes após uma SCA, devido à utilização rotineira de terapêutica antiplaquetária e de procedimentos de intervenção. No entanto, o risco de um evento recorrente permanece elevado. Estudos recentes sugerem que a maioria destes eventos ocorre após a alta hospitalar, no primeiro ano após o evento inicial (Fox et al. 2010), com uma taxa de recorrência de aproximadamente 10% por ano (Wallentin et al. 2009, Wiviott SD et al. 2007).

A terapia antiplaquetária dupla é atualmente recomendada até 1 ano após uma SCA (Wright et al. 2011). Embora não seja atualmente recomendada a adaptação da terapêutica com clopidogrel com base nos resultados do ensaio de função plaquetária, os grupos de peritos recomendam a realização de testes de função plaquetária em doentes com elevado risco de eventos após ICP ou em risco de trombose de stent (Aradi et al. 2013). Resta saber se os agentes antiplaquetários mais recentes e inovadores, como o prasugrel, o ticagrelor e os inibidores diretos da trombina, podem, a seu tempo, melhorar os resultados clínicos em doentes com HPR.

Capítulo 2

Metodologia

A função plaquetária foi avaliada em voluntários saudáveis e em doentes com doença arterial coronária, utilizando o Global Thrombosis Test. Uma descrição pormenorizada deste teste foi descrita no Capítulo 1. O teste foi efectuado em voluntários saudáveis para desenvolver um intervalo normal, e depois avaliado e comparado com várias populações de doentes diferentes. O nosso objetivo era avaliar se o estado trombótico e trombolítico deficiente em doentes com doença arterial coronária tinha alguma relação com resultados adversos.

Processo de amostragem

As amostras de sangue foram colhidas de uma veia antecubital com uma cânula borboleta 18G, utilizando uma técnica de 2 seringas. Os primeiros 3 ml de sangue foram descartados ou utilizados para análises sanguíneas de rotina e os 2 ml de sangue seguintes foram utilizados para avaliar o estado trombótico e trombolítico. Esta amostra de sangue foi injectada com força no tubo GTT, e a força de cisalhamento entre a pequena abertura entre o tubo e os rolamentos de esferas resultou na ativação das plaquetas e subsequente agregação. A medição era iniciada em 15 segundos e o indicador do aparelho mudava de cor quando a análise estava concluída. Cada instrumento tinha um cartão de memória, que podia ser ligado a um computador para descarregar e visualizar os gráficos das medições.

Voluntários saudáveis

Foi estabelecido um intervalo normal utilizando o GTT em 100 voluntários saudáveis. O estudo foi aprovado pelo Comité de Ética para a Investigação local e todos os voluntários deram o seu consentimento informado por escrito. A publicidade para voluntários saudáveis foi feita através do boletim do Hospital Trust e foram afixados cartazes nas enfermarias do hospital e nas unidades de ambulatório. O cartaz incluía um breve resumo do estudo e da necessidade de um grupo de controlo. Os voluntários recrutados não eram fumadores, não tomavam qualquer medicação regular e foram aconselhados a não tomar qualquer medicação com efeito plaquetário conhecido nos 7 dias anteriores (aspirina ou pílula contraceptiva oral). Nenhum dos voluntários recrutados consumia álcool em excesso e todos foram convidados a abster-se de álcool na noite anterior à colheita. A tensão arterial e o ECG não foram efectuados antes do recrutamento, mas nenhum dos voluntários tinha qualquer doença subjacente conhecida, história de hipertensão ou doença cardíaca. Todos os voluntários saudáveis foram testados de manhã, entre as 09:00 e o meio-dia.

Pacientes com SCA

Os doentes admitidos no hospital com SCA foram incluídos no estudo. A SCA foi definida pela presença de pelo menos dois dos seguintes elementos: dor torácica isquémica, elevação das enzimas cardíacas (troponina ou isoenzima creatina quinase, pelo menos duas vezes o limite superior dos limites normais) ou alterações electrocardiográficas dinâmicas (elevação de ST, depressão de ST ou inversão da onda T). Todos os doentes receberam terapêutica antiplaquetária dupla durante um ano desde a admissão do doente índice. Os critérios de exclusão estão listados na Tabela 6.1. Todos os doentes receberam Aspirina 300 mg e Clopidogrel 300 mg na admissão e, posteriormente, tomaram 75 mg de Aspirina e Clopidogrel como dose de manutenção. Foram incluídos no estudo 300 doentes admitidos com SCA, cuja amostra foi recolhida durante a admissão inicial. A maioria dos doentes com SCA recebeu heparina não fraccionada de baixo peso molecular (HBPM) na admissão, e todos estes doentes foram submetidos a colheita de amostras um mínimo de 48 horas (5 ± 3 dias após a admissão, média ± DP) após a descontinuação da HBPM para evitar qualquer efeito do anticoagulante na OT e LT. Não foi necessário jejum. Todos os doentes receberam dupla medicação antiplaquetária durante um ano inteiro para acompanhamento, de acordo com os cuidados clínicos normais. Foi obtido o consentimento informado por escrito de todos os indivíduos e o estudo foi aprovado pelo Comité de Ética local.

Doentes com angina estável: antes e depois da Aspirina

Medimos a OT e a LT usando o GTT em 10 pacientes com angina estável. Todos os doentes foram analisados e recrutados na clínica de ambulatório e nenhum destes doentes tinha tomado aspirina antes de serem testados. Nenhum destes doentes estava a tomar qualquer outro medicamento antiplaquetário. As amostras de base foram colhidas antes do início da Aspirina. As amostras pós-aspirina foram colhidas pelo menos uma semana depois de cada doente ter tomado 75 mg de aspirina. Nenhum destes doentes tinha tomado doses mais elevadas de aspirina.

Voluntários saudáveis antes e depois do Clopidogrel

Treze voluntários normais e saudáveis foram testados antes e 8 horas após uma dose de carga de 300 mg de clopidogrel. Os voluntários não eram fumadores, não tomavam qualquer medicação regular e, em particular, não tomaram qualquer medicação com efeito plaquetário conhecido (como a aspirina ou a pílula contraceptiva oral) nos 7 dias anteriores. Os testes foram efectuados à mesma hora do dia pelo mesmo operador, em condições semelhantes.

Efeito do Clopidogrel na OT e LT em doentes com angina estável em tratamento com Aspirina

Examinámos o efeito do clopidogrel em doentes com angina estável. Dez doentes com angina estável foram testados com aspirina 75 mg (antes do clopidogrel) e testados novamente, pelo menos uma semana depois, com aspirina 75 mg e clopidogrel 75 mg. Os testes foram efectuados pelo mesmo operador, em condições semelhantes.

Voluntários ocidentais e japoneses

Colaborámos com o Professor Yamamoto e os seus colegas da Universidade de Kobe Gakuin, Kobe, Japão. O nosso objetivo era comparar a atividade trombótica e trombolítica na população japonesa nativa e na população ocidental nativa, para determinar se a etnia tinha algum efeito no estado trombótico e trombolítico. Foram testados 100 voluntários em cada grupo. A publicidade para voluntários saudáveis foi feita através do boletim do Hospital Trust e foram afixados cartazes nas enfermarias do hospital e nas unidades de ambulatório. O cartaz incluía um breve resumo do estudo e da necessidade de um grupo de controlo. Os voluntários recrutados eram não fumadores, não tomavam qualquer medicação regular e foram aconselhados a não tomar qualquer medicação com efeito plaquetário conhecido nos 7 dias anteriores (aspirina ou pílula contraceptiva oral). Nenhum dos voluntários recrutados consumia álcool em excesso e todos foram convidados a abster-se de álcool na noite anterior à colheita. A tensão arterial e o ECG não foram efectuados antes do recrutamento, mas nenhum dos voluntários tinha qualquer doença subjacente conhecida, história de hipertensão ou doença cardíaca. Todos os voluntários saudáveis foram testados de manhã, entre as 09:00 e o meio-dia.

O teste acelerado de trombose global (um GTT)

O objetivo desta modificação foi induzir a libertação de ADP das hemácias e avaliar o seu efeito na trombose induzida por cisalhamento. Devido ao gradiente osmótico, o contacto entre as hemácias/plaquetas e a água resultaria em hemólise, provocando a libertação localizada de ADP das hemácias e das plaquetas, o que, segundo a nossa hipótese, aceleraria o processo trombótico e reduziria a OT. Antes da injeção de sangue no tubo GTT, foram adicionados 0,5 ml de água destilada ao tubo. A água foi adicionada 5 a 10 minutos antes da injeção de sangue no tubo e encheu o espaço entre as duas esferas (100 jul) e o nível superior da água esteve constantemente 1-2 mm acima da esfera superior (Fig. 5.1). Devido ao gradiente osmótico, o contacto da água com o sangue provocou a destruição das células, a hemólise e a libertação de ADP dos glóbulos vermelhos e das plaquetas, o que, segundo a nossa hipótese, aceleraria o processo trombótico e resultaria no encurtamento da OT. Este método foi utilizado para avaliar o efeito da libertação endógena de ADP na OT e LT. Para avaliar o efeito do ADP exógeno, pré-carregámos um tubo GTT com solução de ADP (5pM ADP em solução salina; 0,5 ml) antes de injetar sangue nativo de voluntários normais.

Clopidogrel em aGTT

Treze voluntários saudáveis foram testados utilizando o aGTT antes e 8 horas após uma dose de carga de clopidogrel. Antes de introduzir a amostra de sangue no GTT, foi colocado um pequeno volume de água destilada no tubo, que permaneceu no local onde ocorreu a ativação plaquetária. Normalmente, quando o sangue nativo que entra em contacto com a água destilada, ocorre hemólise com libertação de ADP, resultando no encurtamento da OT. O clopidogrel é um antagonista do ADP e impediria este encurtamento da OT, demonstrando a sensibilidade do indivíduo a este derivado da tienopiridina.

Em indivíduos resistentes ao clopidogrel, o encurtamento da OT não seria neutralizado pela administração de clopidogrel.

Preparação salina dos tubos GTT

O objetivo da preparação do tubo GTT com soro fisiológico era evitar a hemólise das hemácias e a libertação de ADP que podem ser causadas pelo contacto do sangue com a superfície de plástico do tubo GTT ou pelo contacto do ar com o sangue. Foram adicionados 0,5 ml de solução salina ao tubo GTT 5-10 minutos antes da adição do sangue. O nível superior de solução salina foi mantido 1-2 mm acima da esfera metálica superior.

Verificar agora o ensaio

Num subgrupo de 71 doentes, o estado trombótico foi avaliado com o ensaio Verify Now (Accumetrics, San Diego, Califórnia) e comparado com o estado trombótico medido com o GTT. Foram colhidas amostras de sangue venoso e anticoaguladas com citrato de sódio 0,109 mol/l (rácio 9:1). O sistema VerifyNow é um dispositivo de deteção ótica baseado na turbidometria que mede a agregação induzida pelas plaquetas num sistema que contém esferas revestidas de fibrinogénio (9). O instrumento mede as alterações na transmissão da luz e, por conseguinte, a taxa de agregação no sangue total. No cartucho do ensaio VerifyNow P2Y12, existe um canal no qual é medida a inibição do recetor P2Y12 de difosfato de adenosina (ADP). Este canal contém ADP como agonista plaquetário e prostaglandina E1 como supressor dos níveis de cálcio livre intracelular, para reduzir a contribuição não específica da ligação do ADP aos receptores P2Y1. Os resultados são expressos em unidades de reação P2Y12 (PRU). Recentemente, em pacientes com SCA, um nível de corte de PRU 240 demonstrou ser preditivo de eventos cardiovasculares maiores. O sistema VerifyNow não avalia o estado trombolítico.

Capítulo 3

Função plaquetária em voluntários saudáveis e comparação com voluntários japoneses

Antecedentes: O teste de trombose global é um teste de função plaquetária que avalia o tempo de formação de um trombo (OT: segundos) e, subsequentemente, determina o tempo de lise do trombo formado (LT: segundos). O nosso objetivo neste estudo era desenvolver um intervalo normal em voluntários caucasianos saudáveis e determinar se o OT ou LT se distribuía normalmente em indivíduos saudáveis, que não estavam a tomar qualquer medicação.

Também colaborámos com o Professor Yamamoto e os seus colegas da Universidade de Kobe Gakuin, Kobe, Japão. O nosso objetivo era comparar a atividade trombótica e trombolítica na população japonesa nativa e na população ocidental nativa, para determinar se os factores genéticos, de estilo de vida e ambientais influenciavam a ativação plaquetária e predispunham determinados grupos étnicos a um maior risco de doenças trombóticas.

A incidência e a mortalidade por enfarte agudo do miocárdio são significativamente mais baixas na população japonesa no Japão, têm vindo a diminuir nos últimos 40 anos e são quatro vezes inferiores ao risco de doença coronária nos EUA (Kitamura et al. 2008). Isto não se aplica aos japoneses que vivem nos países ocidentais, pois o seu risco de sofrer um EAM é muito mais elevado, sendo comparável ao da população ocidental. Um estudo de Takeya et al. demonstrou um risco significativamente mais elevado de doença coronária em homens japoneses que vivem no Havai e na Califórnia (Takeya et al. 1984). Os factores de risco clássicos, tais como antecedentes genéticos, tabagismo, hábitos alimentares e medidas de estilo de vida, não explicam estas diferenças inter-raciais no risco, sendo possível que os marcadores trombóticos e fibrinolíticos desempenhem um papel importante na determinação deste risco.

Os factores trombóticos mais importantes que estão associados a um risco acrescido de doença cardiovascular são o fibrinogénio, os níveis de vWF, a viscosidade plasmática e o dímero D de fibrina nas mulheres. Num estudo realizado por Yano et al, os níveis de fibrinogénio plasmático eram mais elevados nos homens idosos japoneses que viviam no Havai do que nos homens idosos japoneses no Japão. O estudo MONICA Optimal Haemostasis (Yarnell et al. 2005) demonstrou uma forte associação entre factores trombóticos e doença coronária. Os níveis de fibrinogénio (clotável e nefelométrico), vWf, antigénio ativador do plasminogénio tecidular, atividade inibidora do PAI, dímero D de fibrina, viscosidade plasmática, proteína C reactiva e colesterol total foram medidos em 3996 indivíduos. Foram observadas correlações significativas entre eventos cardíacos adversos e estes factores trombóticos quando ajustados para a idade, hábitos tabágicos e índice de massa corporal, sendo os mais significativos o antigénio vWF em ambos os sexos, o fibrinogénio nefelométrico nos homens e o D-dímero nas mulheres. O estudo PRIME (Scarabin et al. 2003) foi um estudo de coorte prospetivo em que foram recrutados 10.600 homens com idades compreendidas entre os 50 e os 59 anos na Irlanda do Norte e em França. O risco de futuros eventos coronários foi 1,9 vezes superior na população irlandesa do que na francesa (intervalo de confiança de 95%: 1,5-2,4). Os níveis de fibrinogénio foram responsáveis por 30% do aumento do risco de doença coronária na população irlandesa e os factores de risco convencionais, em conjunto, foram responsáveis por 25% do aumento do risco na população irlandesa.

Hipótese:

Postulámos que os voluntários ocidentais saudáveis teriam OT e LT mais curtos quando comparados com voluntários japoneses saudáveis, uma vez que a incidência de doença arterial coronária é menor na população japonesa.

Métodos: O estado trombótico e trombolítico de 100 voluntários ocidentais e japoneses saudáveis foi testado utilizando o GTT. Todos os voluntários deram o seu consentimento informado e o estudo foi aprovado pelo Comité de Ética para a Investigação local. Os voluntários não eram fumadores, não tomavam qualquer medicação regular e, em particular, não tomaram qualquer medicação com efeito plaquetário conhecido (como a aspirina ou a pílula contraceptiva oral) nos 7 dias anteriores. Todos os doentes foram testados de manhã, entre as 09:00 e o meio-dia.

A publicidade para voluntários saudáveis foi feita através do boletim do Hospital Trust e foram afixados cartazes nas enfermarias do hospital e nas unidades de ambulatório. O cartaz incluía um breve resumo do estudo e da necessidade de um grupo de controlo. Os voluntários recrutados não eram fumadores, não tomavam qualquer medicação regular e foram aconselhados a não tomar qualquer medicação com efeito plaquetário conhecido nos 7 dias anteriores (aspirina ou pílula contraceptiva oral). Nenhum dos voluntários recrutados consumia álcool em excesso e todos foram convidados a abster-se de álcool na noite anterior à colheita. A tensão arterial e o ECG não foram efectuados antes do recrutamento, mas nenhum dos voluntários tinha qualquer doença subjacente conhecida, história de hipertensão ou doença cardíaca. Todos os voluntários saudáveis foram testados de manhã, entre as 09:00 e o meio-dia. Foram testados 100 voluntários em cada grupo e todos os voluntários deram o seu consentimento informado por escrito.

Resultados:

As variáveis contínuas não tinham uma distribuição normal, pelo que as estatísticas da mediana e do intervalo interquartil (IQR) foram avaliadas através de métodos não paramétricos (Spearmans rho, Mann-Whitney) e as variáveis dicotómicas foram avaliadas através de tabulação cruzada. O tamanho do efeito da comparação não paramétrica foi avaliado utilizando o d de Somer.

Repetibilidade do teste GTT

A repetibilidade foi avaliada através de testes efectuados em 8 indivíduos ocidentais saudáveis com duas colheitas de sangue separadas. Os coeficientes de variação (CV) para a OT foram de 12% e para a LT de 20%. Um indivíduo saudável do sexo feminino foi testado duas vezes por semana durante 4 semanas pela mesma pessoa (Quadro 3.1), em condições semelhantes e à mesma hora do dia. O CV para o OT foi de 6,2% e para o LT de 20,9%.

Tabela 3.1: Resultados de OT e LT (em segundos) medidos numa voluntária saudável do sexo feminino

Semana	Tempo de oclusão (seg)	Tempo de lise (seg)
1.1	318	1741
1.2	343	1058
2.1	361	1094
2.2	383	1166
3.1	342	1732
3.2	368	1244
4.1	348	1519
4.2	383	1176
Coeficiente de variação (%)	**6.2**	**20.9**

Distribuição de OT em voluntários ocidentais

O grupo ocidental era constituído por 55 homens e 45 mulheres. A idade dos voluntários era de 38±11 anos (intervalo 22-76, IQR 11).

A OT teve uma distribuição normal na população de voluntários saudáveis (Fig. 3.1). A média da OT foi de 377,80s e, utilizando a média ± 2 DP, obtivemos um intervalo normal de 185-569s (200-550s). Não se verificou qualquer relação entre a OT e o género, mesmo após a exclusão das mulheres pós-menopáusicas da análise. Não houve relação entre a OT e a idade na população.

Figura 3.1: Distribuição da OT em voluntários ocidentais saudáveis (eixo X: OT em segundos; eixo Y: Número de indivíduos)

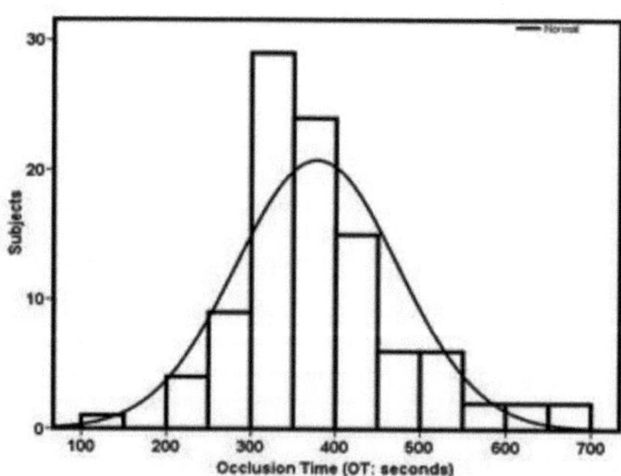

Distribuição da LT em voluntários ocidentais saudáveis

A mediana da LT foi de 1052s (intervalo 457-2934, IQR 405), e não foi distribuída normalmente nos voluntários saudáveis (Fig. 3.2). A distribuição era enviesada, com valores que variavam entre 457 e 2934s. Utilizando a transformação logarítmica, foi desenvolvido um intervalo de referência de 600-2000s. Não se verificou qualquer relação entre a LL e o género, mesmo após a exclusão das mulheres pós-menopáusicas da análise. Não se registou qualquer relação entre a LL e a idade.

Figura 3.2: Distribuição da LT em voluntários ocidentais saudáveis. (Eixo X: LT em segundos. Eixo Y: Número de indivíduos)

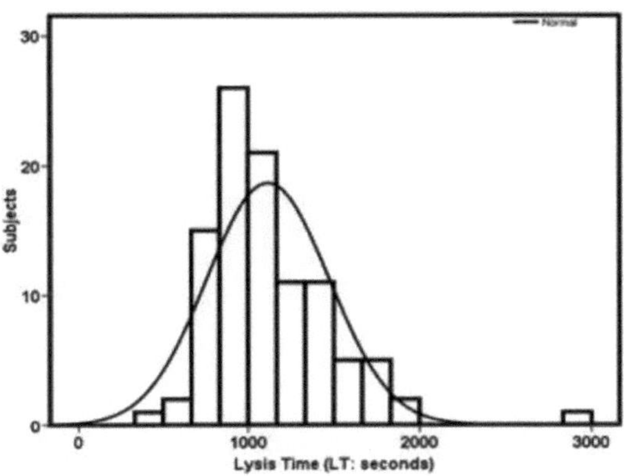

A **população japonesa** era constituída por 28 homens e 72 mulheres e a idade média era de 50±9 anos (intervalo 22-76, IQR 11). Os voluntários ocidentais eram mais jovens em comparação com os voluntários japoneses (z= 7,25, P<0,001), e havia mais homens na população ocidental (X2=16,2, P<0,001). Não houve correlação entre idade e OT ou LT (rho < 0,1 em todos os casos). Não se registaram diferenças entre homens e mulheres em nenhuma das populações (P>0,05 em todos os casos). A mediana da OT na coorte ocidental foi de 365 (intervalo 109-674, IQR102) e a mediana da OT na coorte japonesa foi de 545 (intervalo 189-713, IQR 149) (Fig. 4.1). A OT na coorte japonesa foi significativamente mais longa do que a OT na coorte ocidental (OT: 545 vs. 365s, P<0,0001, z =8,83, d = 3,76). A mediana da LT na coorte ocidental foi de 1052 (intervalo 457-2934, IQR 405) e a mediana da LT na coorte japonesa foi de 1753 (intervalo 205-5555, IQR 1036) (Fig. 4.2). A LT foi significativamente mais longa na população japonesa do que na coorte ocidental (LT: 1753 vs 1052s, P<0,0001, z = 8,94, d = 3,99) (Fig. 4.3). Foi observado um estado lítico marcadamente comprometido em 18% dos indivíduos japoneses, com LT > 3000s, em comparação com nenhum dos ocidentais (P< 0,0001) (Fig. 4.4).

Não se registou qualquer relação entre a OT e a LT, quer na coorte japonesa, quer na coorte ocidental. Tal como referido anteriormente, nem a idade nem o sexo tiveram um impacto significativo nas diferenças observadas entre os participantes ocidentais e japoneses. Apesar de a idade e o sexo serem potenciais factores de confusão nesta amostra, não se verificou qualquer enviesamento óbvio introduzido nas diferenças observadas na OT e LT entre as amostras ocidental e japonesa, mas este facto foi ainda questionado da seguinte forma.

Análises de subgrupos para investigar os efeitos da idade e do sexo.

Para eliminar os efeitos da idade e do sexo, comparámos também 56 indivíduos ocidentais (28 M, 28 F) com 56 indivíduos japoneses (28 M, 28 F) com idades equivalentes. Uma vez que é aceite que as mulheres na pré-menopausa têm uma baixa incidência de eventos cardiovasculares e que as mulheres na pós-menopausa têm um risco mais elevado, apenas as mulheres na pré-menopausa foram incluídas nestes grupos.

A idade média no grupo ocidental foi de 31±6 anos e no grupo japonês foi de 31±8 anos. A OT foi significativamente prolongada nos japoneses em comparação com os indivíduos ocidentais (537 vs. 363, P<0,0001). A TL também foi prolongada nos japoneses em comparação com os indivíduos ocidentais (1660 vs. 1115, P<0,0001) (Tabela 3.2). Esta análise de subgrupo confirma que as diferenças observadas não são atribuíveis a diferenças entre os grupos em termos de idade ou sexo. Esta análise de subgrupo em homens e mulheres ocidentais e japoneses, com idades comparáveis, mostrou um tempo de OT consistentemente mais longo em homens e mulheres japoneses, em comparação com os ocidentais, sem diferença entre homens e mulheres, apenas entre os dois grupos raciais. O tempo de lise foi prolongado nos japoneses em comparação com os indivíduos ocidentais. Mais uma vez, este facto não se limitou aos homens ou às mulheres, mas, curiosamente, as mulheres japonesas na pré-menopausa apresentaram um tempo de lise ainda mais longo do que os homens japoneses.

Figura 4.1 Distribuição da OT nos voluntários ocidentais (W) e japoneses (J). (Eixo X: Insegundos de OT. Eixo Y: Percentagem do número total de indivíduos)

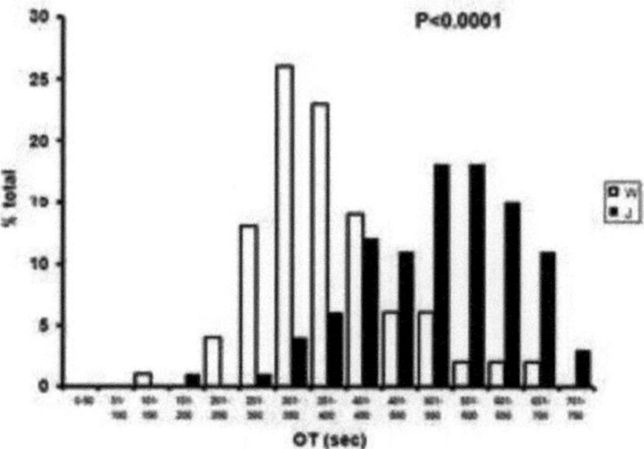

Figura 4.2 Gráfico de Box e Whiskers demonstrando a diferença mínima, máxima e mediana de OT entre voluntários japoneses e ocidentais.

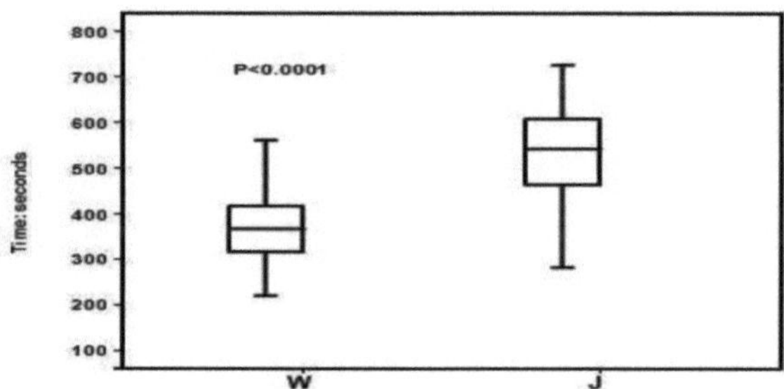

Figura 4.3 Distribuição da LT nos voluntários W e J (eixo X: LT em segundos. Eixo Y: Percentagem do número total de sujeitos).

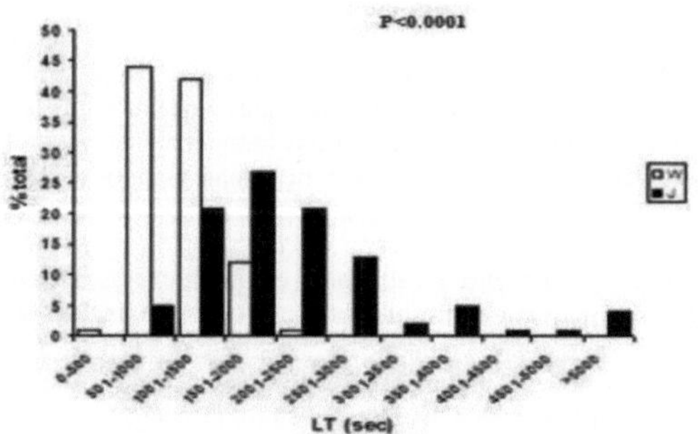

Figura 4.4 Gráfico de caixa e bigodes demonstrando a diferença mínima, máxima e mediana em LT.

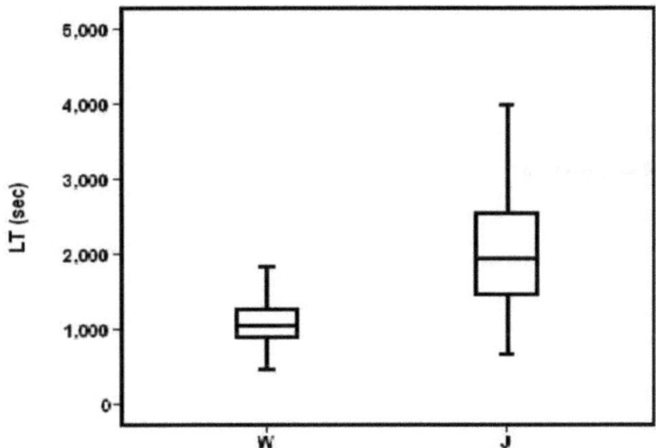

Tabela 3.2. Análise de subgrupo para eliminar os efeitos da idade e do sexo. Distribuição do tempo de oclusão (OT, seg) e do tempo de lise (LT, seg) em voluntários japoneses (J) e ocidentais (W).

Amostra	N	Japonês	Ocidental	Significado
Mediana OT	56	537	363	z=5,9, p<0,0001
		(310-872,161)	(225-674,146)	
(min-max. IOR)				
Mediana LT	56	1660	1115	z=6,6. p<0,0001
		(1036-5555.	(635-2934,2001)	
(min-max. IQR)		919)		

Discussão, limitações e conclusões

Desenvolvemos o nosso próprio intervalo de referência na população ocidental saudável. A ideia era caraterizar a distribuição das medições de OT e LT em indivíduos saudáveis que não tinham qualquer doença subjacente, e depois testá-la em doentes com doença arterial coronária. Foram gerados limites de referência e, utilizando o GTT, desenvolvemos um intervalo normal para a OT: 200-550s, e para o LT: 600-2000s. A OT apresentou uma distribuição normal, enquanto a LT apresentou uma distribuição enviesada com uma cauda em cada extremidade. Este facto pode ser parcialmente explicado pela pequena dimensão da amostra, mas também existe a possibilidade de alguns valores aberrantes terem condições clínicas subjacentes das quais não tinham conhecimento e que poderiam potencialmente resultar numa lise prejudicada. Uma vez que os dados sobre a trombólise endógena e os factores que a afectam são limitados, estava fora do âmbito deste estudo determinar e investigar com precisão os factores que contribuem para esta situação. Esta continua a ser uma limitação do nosso estudo. Os dados de estudos de maior dimensão ajudarão a determinar os factores que resultam numa trombólise endógena deficiente.

A fiabilidade foi avaliada através da avaliação da repetibilidade e da medição do coeficiente de variação. O CV para a OT variou entre 6-12%, e para a LT- 20%. Embora o pequeno tamanho da nossa amostra continue a ser uma limitação, foram registadas variações semelhantes utilizando o GTT noutros estudos. Num estudo, o CV para a OT foi de 9,3% e para a LT foi de 19,9% (Yamamoto et al. 2003), e noutro o CV para a OT foi de 10% e para a LT foi de 11,1% (Yamashita et al. 2005). Pensamos que a razão da variação relativamente elevada dos tempos de lise pode ser explicada pela técnica. O GTT mede a primeira gota de sangue após a paragem completa do fluxo e um período de estabilização do trombo de 200 segundos. No início da trombólise, o fluxo restabelecido é extremamente lento e são necessários mais de 100 segundos para que a primeira gota de sangue se desprenda e seja detectada pelo sensor. Para além da baixa pressão atmosférica, vários outros factores afectam a velocidade de desprendimento da primeira gota de sangue, o que pode explicar a variação relativamente elevada. Assim, apesar da variação excessiva, esta técnica é capaz de diferenciar entre a trombólise rápida existente e a ausência de trombólise.

É importante notar que, mesmo utilizando técnicas bem estabelecidas, o coeficiente de variação nos doentes pode ser tão elevado, ou mesmo superior, ao que medimos para os tempos de lise. Ao medir a resistência à aspirina em doentes com doença cardíaca isquémica, um estudo recente concluiu que o CV da técnica PFA-100 era de 31,2% para a ativação plaquetária induzida pelo ácido araquidónico, que é considerada o padrão de ouro para detetar a resistência à aspirina (Muir et al.2009). Além disso, o CV para a medição da atividade do PAI-1, considerado o marcador mais fiável da fibrinólise, é de 21,4 % (Sakkinen et al. 1999).

Os resultados na população japonesa sugerem que a população japonesa é menos protrombótica com OTs mais longas e tem uma atividade trombolítica endógena menos favorável com LTs mais longas. O tempo prolongado de OT neste grupo indica que é menos provável a ocorrência de trombose e, por conseguinte, o significado clínico da lise prejudicada pode ser reduzido em caso de eventos cardíacos. Pelo contrário, a incidência de AVC hemorrágico é muito mais elevada no Japão do que nos países ocidentais (Kitamura et al.2008). No Japão, o AVC hemorrágico (hemorragia intracerebral ou hemorragia subaracnoideia) representa aproximadamente 33% de todos os AVC, enquanto nos EUA representa 10-13% de todos os AVC (Robertson et al. 1977).

O acidente vascular cerebral (AVC) é uma das principais causas de mortalidade no Japão (Turin et al. 2010). Um grande registo em Quioto, no Japão, analisou 13788 doentes com AVC ao longo de 10 anos. A maioria dos AVC deveu-se a enfarte cerebral (65,4%), mas uma proporção significativa sofreu de hemorragia intracerebral (25,7%) e hemorragia subaracnoideia (8,7%). Na análise dos factores de risco, a hipertensão parecia ser o fator de risco mais importante, uma vez que mais de 60% dos doentes com AVC eram considerados hipertensos (Shigematsu et al.2013). Apesar da elevada prevalência de hipertensão no Japão, a mortalidade por doença cardíaca isquémica é bastante baixa e a população japonesa tem a esperança de vida mais longa do mundo. Embora os níveis de pressão arterial tenham diminuído nos últimos anos e outras alterações do estilo de vida possam explicar a redução da incidência de doença coronária no Japão (Ueshima et al. 1987), tal não explica a persistência da elevada incidência de AVC hemorrágico. Isto sugere que há outros factores envolvidos; este continua a ser um assunto para mais investigação.

Os nossos resultados de OT prolongada nos voluntários japoneses podem apoiar este achado e podem explicar porque é que os japoneses têm uma incidência reduzida de doença arterial coronária, mas uma incidência aumentada de AVC hemorrágico. A LT foi prolongada na população japonesa, o que sugere que, se ocorrer um trombo, este demorará mais tempo a liquefazer-se e o resultado final poderá ser menos favorável em caso de enfarte do miocárdio ou cerebral. Os resultados do banco de dados japonês sobre AVC demonstram um aumento da incidência de enfarte cerebrovascular no Japão, e os enfartes cerebrais representam 78% de todos os AVC agudos.

Num estudo realizado por Taomoto et al, 185 doentes com AVC no Japão foram testados com o GTT. A sua OT e LT foram comparadas com 195 voluntários saudáveis que não tomavam qualquer medicação. O tempo de oclusão foi significativamente mais curto nos doentes com AVC (idade média de 65,5 anos) em comparação com voluntários saudáveis (idade média de 39,7 anos) (OT: 210±140s vs. 284±92s, P<0,0001), sugerindo a existência de um estado pró-trombótico na população de doentes. A LT foi significativamente prolongada nos doentes com AVC em comparação com os voluntários saudáveis (LT: 3159±1549s vs. 2231±1223s, P<0,0001), sugerindo que os doentes com AVC tinham uma atividade trombolítica endógena diminuída.

Estas diferenças raciais observadas na população japonesa e ocidental não podem ser atribuídas aos efeitos da idade ou do sexo. São necessários mais estudos populacionais de grande dimensão para avaliar diretamente a relação entre o perfil trombótico e trombolítico e a ocorrência de eventos cardiovasculares e cerebrovasculares em diferentes grupos étnicos. Além disso, a dieta japonesa moderna é idêntica à dieta ocidental, pelo que os efeitos da dieta são provavelmente insignificantes, se é que existem. Os níveis de colesterol não foram comparados nos nossos dois grupos, mas os níveis de colesterol da população são considerados semelhantes pela OMS. A fibrinólise deficiente é um fator de risco conhecido para eventos cardiovasculares. A atividade fibrinolítica diminuída observada na coorte japonesa no nosso estudo contrasta com os resultados de Iso e colaboradores, que relataram níveis mais elevados de tPA e PAI-1 em caucasianos do que em japoneses (Iso et al. 1990, Iso et al. 1993). No entanto, os nossos resultados são apoiados por Takayima e colaboradores, que observaram níveis de PAI-1 significativamente mais baixos em homens americanos do que em japoneses (Takamiya et al. 2006).

No entanto, aproximadamente 90% da quantidade total de PAI-1 presente no sangue é armazenada nos grânulos alfa das plaquetas e libertada apenas a partir dos agregados plaquetários na massa do trombo. Por esta razão, a medição do conteúdo de PAI-1 no plasma nestes estudos anteriores (Iso et al. 1990) não reflecte o verdadeiro estado trombolítico potencial. Em contraste, o GTT utilizado no nosso estudo mede a lise de um trombo autólogo, um processo no qual o PAI-1 libertado pelas plaquetas desempenha um papel decisivo e, por conseguinte, este teste fornece um reflexo muito mais preciso do estado trombolítico global. Além disso, a nossa constatação de um estado trombolítico deficiente nos japoneses, que são um grupo étnico com uma incidência invulgarmente elevada de AVC hemorrágico, está de acordo com a constatação de que, num estudo prospetivo bem conduzido, o complexo tPA/PAI-1, um marcador de fibrinólise deficiente, foi independentemente associado ao desenvolvimento de um primeiro AVC, especialmente de um AVC hemorrágico (Johansson et al. 2000).

Em conclusão, os ocidentais eram mais protrombóticos do que os japoneses. O perfil trombolítico dos ocidentais foi, no entanto, mais favorável do que o dos japoneses. Embora o estado de OT e LT provavelmente contribuam ambos para o risco trombótico, uma vez que os eventos trombóticos são mais frequentes na população ocidental, postulamos que a OT é provavelmente mais preditiva de eventos trombóticos do que a LT. Embora a LT seja menos favorável em japoneses, a prolongada OT neste grupo indica que a trombose é menos provável de ocorrer e, portanto, o significado clínico da lise prejudicada é menor. No entanto, se a trombose ocorrer, o seu resultado pode ser menos favorável nos japoneses. São necessários mais estudos populacionais de grande dimensão para avaliar diretamente a relação entre o perfil trombótico/trombolítico e a ocorrência de eventos cardiovasculares, em diferentes grupos étnicos.

Capítulo 4

Papel do ADP, da Aspirina e do Clopidogrel na formação de trombos

Antecedentes: O ADP é um componente importante da via trombótica e promove a ativação e agregação plaquetárias. Concentrações mínimas de ADP podem resultar em agregação plaquetária, e a maioria dos testes de função plaquetária utiliza o ADP como agonista para determinar a eficácia de um agente antiplaquetário. A maioria dos testes utiliza doses supra-altas de ADP, o que torna os resultados fisiologicamente difíceis de interpretar. O GTT é um teste de função plaquetária induzido por cisalhamento, em que a força de cisalhamento provoca hemólise e liberta concentrações mínimas de ADP (até 0,5 pM) que não só são adequadas para provocar a agregação plaquetária, como também aumentam a sensibilidade do teste e ajudam na monitorização da inibição plaquetária mediada pela aspirina.

Existem 2 receptores principais de ADP na superfície das plaquetas: P2Y1 e P2Y12. Os dois receptores P2Y1 e P2Y12 são receptores acoplados à proteína G que utilizam o ADP como agonista. O recetor P2Y1 liga-se à proteína $G_{q/11}$, ativa a fosfolipase C e mobiliza o cálcio intracelular, enquanto o recetor P2Y12 se liga à proteína Gi, inibe a adenilato ciclase, ativa a PI3-cinase e reduz os níveis intracelulares de AMPc. Estes receptores também inibem os canais de cálcio dependentes da voltagem do tipo N e activam os canais de potássio rectificadores internos dependentes da proteína G nos neurónios e nas linhas celulares endócrinas, e activam os canais de cloreto no epitélio das vias respiratórias (Ralevic et al. 1998, Burnstock et al. 2004). A ativação do recetor P2Y12 mediada pelo ADP conduz a uma série de sinais intracelulares que activam o recetor GP IIb/IIIa, resultando na libertação de grânulos e na ativação e agregação plaquetárias. O clopidogrel inibe selectiva e irreversivelmente o recetor P2Y12, formando uma ponte dissulfureto entre os dois resíduos de cisteína do recetor P2Y12.

Utilizando vários testes de plaquetas a alto cisalhamento (hemostatometria, GTT, analisador de Cone e placa, PFA-100, agregometria de impedância de sangue total), foi encontrada uma correlação significativa entre os tempos de oclusão e o hematócrito. Além disso, a presença de glóbulos vermelhos (RBC) revelou-se crítica, uma vez que não foi possível obter a oclusão com plasma rico em plaquetas (PRP). Estudos recentes sobre o mecanismo pelo qual o cisalhamento promove a agregação plaquetária in vivo revelaram um processo em duas fases. A primeira fase é a formação de um agregado instável de plaquetas ligadas por ligações membranares. A conversão destes agregados iniciais em trombos estáveis requer a libertação de ADP. Foi demonstrado que os receptores de ADP P2Y (1) e P2Y (12) desempenham papéis distintos e determinantes na adesão e agregação inicial de plaquetas mediada pelo fator von Willebrand (vWF) P2Y (1), na formação de agregados maiores, na ativação da coagulação intrínseca e na estabilização do trombo P2Y (12) sob elevada tensão de cisalhamento. A agregação plaquetária em condições de alto cisalhamento foi prejudicada num doente com um defeito congénito da resposta plaquetária ao ADP. Sabe-se que mesmo concentrações mínimas de ADP podem induzir a formação de agregados plaquetários rígidos. Estas concentrações baixas de ADP podem existir em ensaios in vitro induzidos por cisalhamento em resultado da hemólise inevitável durante a colheita de sangue, da libertação das plaquetas e dos eritrócitos na interface sangue-ar e da interação destas células com a superfície plástica seca do tubo de ensaio ou do cartucho. A importância funcional de concentrações tão baixas de ADP é ainda apoiada pela observação de que apenas concentrações baixas de ADP (até 0,5 muM), concentrações muito inferiores às habitualmente utilizadas como agonistas para induzir a agregação plaquetária, podem ser consideradas um agonista plaquetário útil para monitorizar a inibição plaquetária mediada pela aspirina, uma vez que concentrações mais elevadas reduzem a sensibilidade do teste (Saraf et al. 2009). Com as experiências que realizámos utilizando o GTT, não foi possível determinar a fonte e a quantidade exactas de libertação de ADP das hemácias e das plaquetas. Alkhamis et al., utilizando o viscosímetro de cone e placa, demonstraram anteriormente a quantidade de ADP libertada pelas hemácias e a diminuição percentual das plaquetas no seu estudo durante o fluxo de cisalhamento laminar a uma tensão de cisalhamento baixa de 200 dyne/cm2. No seu estudo, a libertação de ADP dos glóbulos vermelhos foi cerca de duas vezes superior à das plaquetas (Alkhamis et al. 1990). É necessário realizar mais experiências utilizando o GTT para determinar a fonte e a quantidade exactas de libertação de ADP.

O GTT é um teste de ativação plaquetária, no qual uma elevada tensão de cisalhamento induz a ativação e agregação plaquetárias. Estudos recentes revelaram que a agregação plaquetária é um processo de duas fases (Maxwell et al. 2007) - a fase inicial envolve a formação de um agregado instável de plaquetas que, subsequentemente, formam um trombo estável com a libertação de ADP. O recetor P2Y (1) do ADP desempenha um papel importante na adesão e agregação iniciais das plaquetas mediadas pelo fator de von-Willebrand (Vwf), e o recetor P2Y (12) desempenha um papel importante na formação de agregados maiores, na ativação do sistema de coagulação intrínseco e na estabilização do trombo (Mazzucato et al.2004). Os dados sugerem que, em doentes com um defeito congénito da resposta plaquetária ao ADP, a agregação plaquetária em cisalhamento elevado é prejudicada (Cattaneo et al. 1994).

Sabe-se que o contacto do sangue com o ar na interface sangue-ar promove danos nas células sanguíneas e que, além disso, o contacto do sangue com superfícies estranhas resulta na libertação de ADP das hemácias e das plaquetas. O nosso objetivo foi excluir estes factores, preparando o tubo de GTT com soro fisiológico, para evitar o contacto do sangue com a superfície de plástico do cartucho de GTT e evitar a presença de ar no sistema, evitando assim o efeito da hemólise na interface sangue-ar.

O objetivo da adição de água ao tubo de GTT era induzir a libertação de ADP das hemácias e das plaquetas e avaliar o efeito desta ação na trombose induzida por cisalhamento. Devido ao gradiente osmótico, o contacto entre as hemácias/plaquetas e a água resultaria em hemólise, provocando a libertação localizada de ADP das hemácias e das plaquetas, o que, segundo a nossa hipótese, aceleraria o processo trombótico e reduziria a OT. Utilizando o GTT, não é possível determinar a fonte e a quantidade exactas de libertação de ADP das hemácias e das plaquetas, mas é provável que o principal determinante das alterações observadas nas nossas experiências seja o ADP derivado das plaquetas.

A aspirina é um agente antiplaquetário que actua através da acetilação irreversível da enzima COX1 e inibe a agregação plaquetária através da inibição da produção de prostaglandinas e TxA2. É o agente antiplaquetário mais comum e tem sido utilizado há mais de 100 anos. Uma metanálise realizada por Eideleman (Eidelman et al. 2003), que incluiu 5 grandes estudos e 55.580 doentes, observou uma redução significativa de 32% no risco de primeiro enfarte do miocárdio em pessoas que tomavam aspirina e tinham factores de risco subjacentes para doença arterial coronária. A aspirina reduz este risco através da inibição da ativação e agregação plaquetárias.

O nosso objetivo no estudo Aspirin era demonstrar o efeito antiplaquetário da aspirina. A nossa hipótese era que a inibição da agregação plaquetária prolongaria o tempo de formação do trombo e, consequentemente, resultaria no prolongamento da OT. Existem evidências limitadas sobre as propriedades fibrinolíticas da aspirina, e o nosso objetivo era determinar se existia algum efeito da aspirina na LT.

O clopidogrel é um medicamento antiplaquetário que actua ligando-se ao recetor P2Y (12). É um pró-fármaco, oxidado pelo sistema do citocromo P450 hepático para o seu metabolito ativo e liga-se irreversivelmente ao recetor P2Y12 do ADP. A inibição do recetor P2Y12 inibe assim a ativação plaquetária induzida pelo ADP e a agregação resultante. A inibição da ativação e agregação plaquetárias prolonga o tempo de formação do trombo. O nosso objetivo neste estudo foi examinar o efeito do clopidogrel na OT e LT. Demonstraremos neste capítulo que a adição de água destilada ao tubo de GTT antes da injeção de sangue nativo resultou na aceleração da reação trombótica e no encurtamento da OT (a GTT). Era também nosso objetivo observar o efeito do clopidogrel no aGTT, para observar o seu efeito na reação trombótica acelerada mediada pelo ADP, para determinar se o GTT era capaz de monitorizar a eficácia dos medicamentos antiplaquetários inibidores do ADP. Isto permitir-nos-ia individualizar a terapia antitrombótica para alcançar um estado trombótico ótimo, bem como monitorizar a resposta individual à terapia antiplaquetária.

Em suma, o nosso objetivo neste estudo foi observar o efeito do ADP endógeno e exógeno na OT, o efeito da Aspirina e do Clopidogrel e investigar o efeito destes na monitorização da eficácia da medicação antagonista do ADP.

Hipótese:

Postulámos que o ADP encurtaria a OT ao promover a ativação e agregação plaquetária, sem efeito significativo na LT. Também postulámos que a aspirina e o clopidogrel prolongariam a OT devido ao seu efeito antiplaquetário, sem efeito significativo na LT.

Métodos:

ADP endógeno utilizando o teste de trombose global acelerada (a GTT)

Antes da injeção de sangue no tubo GTT, foram adicionados 0,5 ml de água destilada ao tubo. A água foi adicionada 5-10 minutos antes da injeção de sangue no tubo e encheu o espaço entre as duas esferas (100 jul) e o nível superior da água esteve constantemente 1-2 mm acima da esfera superior (Fig. 5.1). Devido ao gradiente osmótico, o contacto da água com o sangue provocou a destruição das células, a hemólise e a libertação de ADP dos glóbulos vermelhos e das plaquetas, o que, segundo a nossa hipótese, aceleraria o processo trombótico e resultaria no encurtamento da OT.

Como a água se limitou à pequena parte do tubo onde ocorreu a reação plaquetária, a maior parte da amostra não foi diluída pela água e saiu do sistema em menos de 20 segundos. Assim, a diluição afectou apenas o início da reação trombótica medida, mantendo as condições fisiológicas. Devido a este curto contacto entre o sangue e a água, são libertadas quantidades mínimas de ADP, que podem ser inibidas de forma mais sensível do que concentrações mais elevadas de ADP, que são geralmente utilizadas como agonistas em vários testes de função plaquetária (Dobaczewski et al. 2008). Nem a água nem o clopidogrel tiveram qualquer efeito nos tempos de lise.

Preparação salina dos tubos GTT

Adicionou-se 0,5 ml de solução salina ao tubo GTT 5-10 minutos antes da adição de sangue. O objetivo da preparação do tubo GTT com soro fisiológico era evitar a hemólise das hemácias e a libertação de ADP que podem ser causadas pelo contacto do sangue com a superfície de plástico do tubo GTT ou pelo contacto do ar com o sangue.

ADP exógeno

Pré-carregámos um tubo GTT com solução de ADP (5pM ADP em solução salina; 0,5 ml) antes de injetar sangue nativo de voluntários normais. O nosso objetivo era examinar o efeito do ADP exógeno na OT e LT em voluntários normais e saudáveis, utilizando o GTT.

A análise estatística foi efectuada com recurso ao SPSS versão 16. Como a OT é uma variável intervalar, foram utilizadas comparações emparelhadas, como o teste t emparelhado. Em situações em que os resultados eram enviesados, foi utilizado um teste não paramétrico, como o teste de Wilcoxon. Os dados são apresentados como média ± 2 DP e $p < 0,05$ é considerado significativo.

Doentes com angina estável antes e depois da Aspirina

Medimos a OT e a LT usando o GTT em 10 pacientes com angina estável. Todos os doentes foram analisados e recrutados na clínica de ambulatório e nenhum destes doentes tinha tomado aspirina antes de serem testados. Nenhum destes doentes estava a tomar qualquer outro medicamento antiplaquetário. As amostras de base foram colhidas antes do início da Aspirina. As amostras pós-aspirina foram colhidas pelo menos uma semana depois de cada doente ter tomado 75 mg de aspirina. Nenhum destes doentes tinha tomado doses mais elevadas de aspirina.

Voluntários saudáveis antes e depois do Clopidogrel

Treze voluntários normais e saudáveis foram testados antes e 8 horas após uma dose de carga de 300 mg de clopidogrel. Os voluntários não eram fumadores, não tomavam qualquer medicação regular e, em particular, não tomaram qualquer medicação com efeito plaquetário conhecido (como a aspirina ou a pílula contraceptiva oral) nos 7 dias anteriores. Os testes foram efectuados à mesma hora do dia pelo mesmo operador, em condições semelhantes.

Efeito do Clopidogrel na OT e LT em doentes com angina estável em tratamento com Aspirina

Examinámos o efeito do clopidogrel em doentes com angina estável. Dez doentes com angina estável foram testados com aspirina 75 mg (antes do clopidogrel) e testados novamente, pelo menos uma semana depois, com aspirina 75 mg e clopidogrel 75 mg. Os testes foram efectuados pelo mesmo operador, em condições semelhantes.

O teste acelerado de trombose global (um GTT)

O objetivo desta modificação foi induzir a libertação de ADP das hemácias e avaliar o seu efeito na trombose induzida por cisalhamento. Devido ao gradiente osmótico, o contacto entre as hemácias/plaquetas e a água resultaria em hemólise, provocando a libertação localizada de ADP das hemácias e das plaquetas, o que, segundo a nossa hipótese, aceleraria o processo trombótico e reduziria a OT.

Antes da injeção de sangue no tubo GTT, foram adicionados 0,5 ml de água destilada ao tubo. A água foi adicionada 5-10 minutos antes da injeção de sangue no tubo e encheu o espaço entre as duas esferas (100 jul) e o nível superior da água esteve constantemente 1-2 mm acima da esfera superior (Fig. 5.1). Devido ao gradiente osmótico, o contacto da água com o sangue provocou a destruição das células, a hemólise e a libertação de ADP dos glóbulos vermelhos e das plaquetas, o que, segundo a nossa hipótese, aceleraria o processo trombótico e resultaria no encurtamento da OT. Este método foi utilizado para avaliar o efeito da libertação endógena de ADP na OT e LT. Para avaliar o efeito do ADP exógeno, pré-carregámos um tubo GTT com solução de ADP (5pM ADP em solução salina; 0,5 ml) antes de injetar sangue nativo de voluntários normais.

Clopidogrel em aGTT

Treze voluntários saudáveis foram testados utilizando o aGTT antes e 8 horas após uma dose de carga de clopidogrel. Antes de introduzir a amostra de sangue no GTT, foi colocado um pequeno volume de água destilada no tubo, que permaneceu no local onde ocorreu a ativação plaquetária.

Normalmente, quando o sangue nativo que entra em contacto com a água destilada, ocorre hemólise com libertação de ADP, resultando no encurtamento da OT. O clopidogrel é um antagonista do ADP e impediria este encurtamento da OT, demonstrando a sensibilidade do indivíduo a este derivado da tienopiridina. Em indivíduos resistentes ao clopidogrel, o encurtamento da OT não seria neutralizado pela administração de clopidogrel.

Resultados: GTT acelerado: Foi observada uma redução da OT com a adição de água destilada (OT.W) em todos os 13 voluntários (OT vs. OT.W = 379±30 vs. 177±26, n=13, Wilcoxon signed rank's test $z = -3,1$, $p<0,01$) (Fig. 5.2, 5.3). Não se registou qualquer efeito sobre a LL (LT vs. LT.W = 1390±206 vs. 1420±153, n=13, Wilcoxon signed rank's test z= -0,105, p= NS) (Fig. 5.4).

Figura 5.1: GTT acelerado - Foram adicionados 0,5 ml de água destilada ao tubo, cerca de 5 a 10 minutos antes do início do teste. A água adicionada preenche o espaço entre as duas esferas e o nível superior da água está constantemente 1-2 mm acima da esfera superior. Devido ao gradiente osmótico, o contacto entre as hemácias/plaquetas e a água resultaria em hemólise, provocando a libertação localizada de ADP das hemácias e das plaquetas, o que, segundo a nossa hipótese, aceleraria o processo trombótico e reduziria o tempo de oclusão (Saraf et al., 2009).

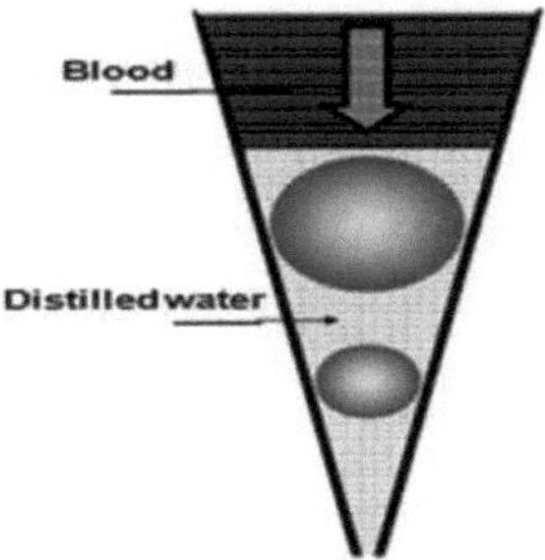

Figura 5.2 OT antes e depois do priming com água (aGTT) - OT (seg) - o tempo é mostrado em segundos, OT= tempo de oclusão. Observou-se uma redução da OT com a adição de água destilada (OT.W) em todos os voluntários

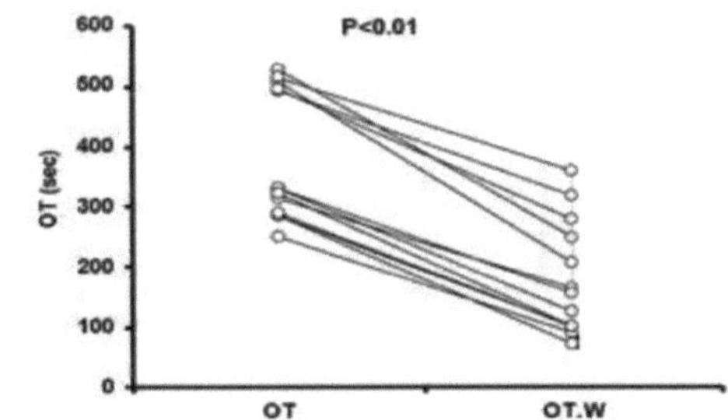

Figura 5.3 Gráfico de caixa demonstrando o OT mínimo, máximo e mediano antes e depois da água destilada. OT (seg) - o tempo é mostrado em segundos, OT= tempo de oclusão. Foi observada uma redução da OT com a adição de água destilada (OT.W) em todos os voluntários

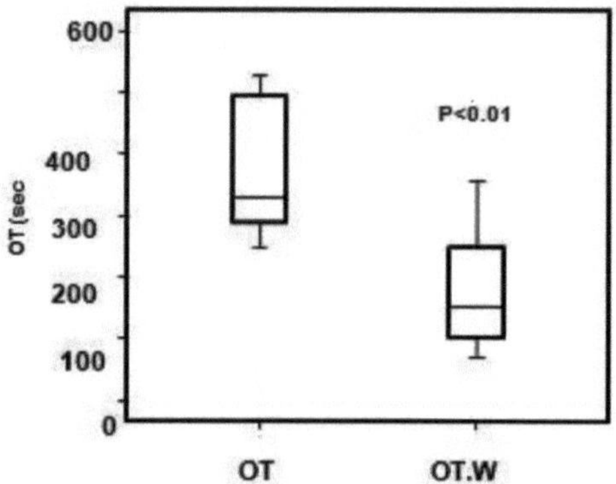

LT antes e depois da preparação com água (aGTT) - LT (seg) - o tempo é indicado em segundos, LT= tempo de lise. A adição de água destilada não teve qualquer efeito no LT.

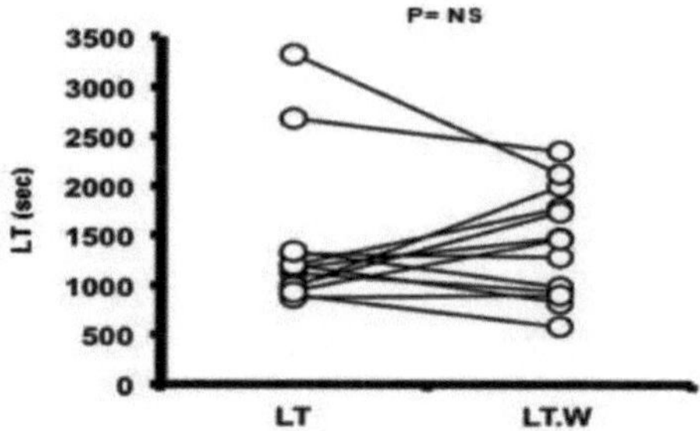

Preparação salina dos tubos GTT

Foram testados 13 voluntários saudáveis utilizando o GTT e observou-se que a adição de solução salina aumentou a OT (OT.S) (Fig. 5.5) em todos os voluntários (OT vs. OT.S =391± 40 vs. 489±37, n =13, teste t emparelhado, df =12, t= -4,428, p< 0,001). A solução salina não teve qualquer efeito sobre a LT (LT.S) (Fig. 5.6) (LT vs LT.S = 1400±99 vs. 1320±94, n=13, teste de Wilcoxon z= 0,561, p= NS).

Tabela 4: Resultados do GTT antes e depois da preparação do tubo GTT com soro fisiológico (OT= tempo de oclusão, LT= tempo de lise, OT.S = OT após preparação com soro fisiológico e LT.S = LT após preparação com soro fisiológico, seg= tempo em segundos, SEM= erro padrão da média, IQR= intervalo interquartil)

	OT(seg)	*OT.S(seg)*	*LT(seg)*	*LT.S(seg)*
Média ± SEM	391.80 ± 40.2	489.20 ± 36.8	1400.9 ± 99.0	1320.7 ± 93.8
Mediana (IQR)	334 (204)	483 (182)	1312 (490)	1374 (503)
Valor P	P<0.001		P=NS	

Figura 5.5 OT antes e depois do priming salino. OT (seg) - o tempo é indicado em segundos, OT=tempo de oclusão. Observou-se que a adição de solução salina aumentou o OT (OT.S) em todos os voluntários.

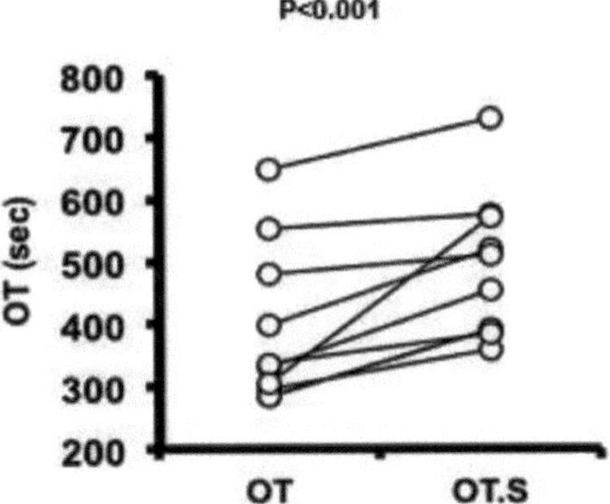

Figura 5.6 LT antes e depois da preparação com soro fisiológico. LT (seg) - o tempo é apresentado em segundos, LT= tempo de lise. A adição de solução salina não teve qualquer efeito no LT (LT.S).

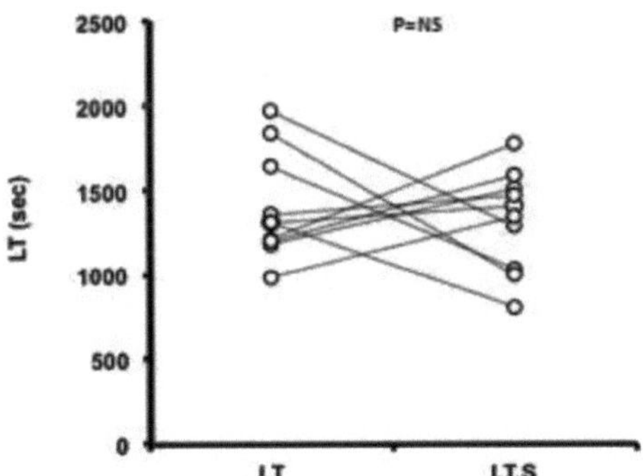

ADP exógeno

O ADP resultou numa aceleração da reação trombótica e observou-se uma redução de 53% na OT (Fig. 5.7, 5.8) (OT vs. OT.ADP = 441±32 vs. 254±38, n=5, Wilcoxon signed rank's test z= - 2,0, p < 0,05). Não se registou qualquer efeito na LT (Fig. 5.9). (LT vs. LT.ADP = 2955±1036 vs. 1989±990, n=5, Wilcoxon signed rank's test z = -0,67, p= NS).

O efeito observado com ADP exógeno foi semelhante ao efeito observado com a adição de água destilada, sugerindo que o ADP desempenhou um papel importante no processo trombótico. O Hct médio foi de 0,41 e não foi observada correlação significativa entre os níveis de Hct e os níveis de ADP OT ou ADP LT. O pequeno tamanho da amostra continua a ser uma limitação deste subestudo.

Figura 5.7: OT antes e depois da ativação do ADP. OT (seg) - o tempo é apresentado em segundos, OT= tempo de oclusão. Observou-se uma redução da OT com a adição de ADP (OT.ADP) em todos os voluntários

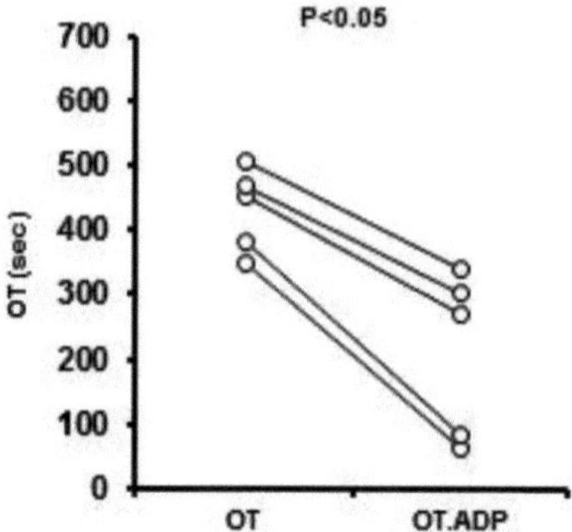

Figura 5.8 Inibição percentual da OT antes e depois da preparação com ADP (a inibição percentual é definida como a diminuição percentual da resposta mensurável em consequência do tratamento com o composto)

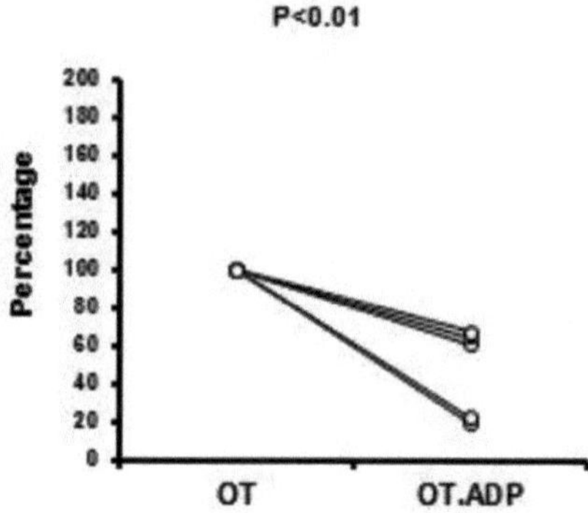

Figura 5.9 LT antes e depois da ativação do ADP. LT (seg) - o tempo é apresentado em segundos, LT= tempo de lise. A adição de ADP não teve qualquer efeito no LT (LT.ADP).

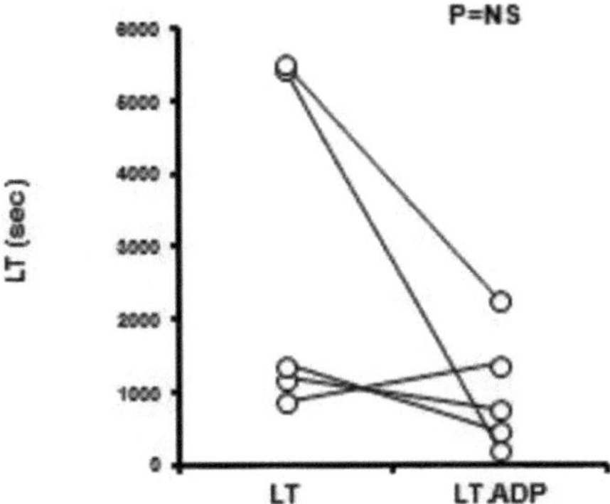

Antes e depois da Aspirina

Neste pequeno estudo, havia 7 homens e 3 mulheres, e a idade média era de 57,5 anos (variando entre 47 e 83 anos). Nenhum destes doentes com angina estável era diabético, 50% tinham antecedentes de hipertensão subjacente, 20% eram fumadores actuais, 30% tomavam inibidores da ECA e 20% tomavam estatinas. Nenhum destes doentes estava a tomar qualquer outro medicamento antiplaquetário. A aspirina prolongou significativamente a OT (365±37s vs. 527±31s, p = 0,001) (Fig. 6.1, 6.2), diferença média da OT (Fig. 6.3): -162,1 (IC 95% -234,6 a - 89,6). Tamanho do efeito 162,1/101,3 = 1,60 (efeito grande), sugerindo que os doentes que tomavam aspirina eram menos protrombóticos. Registou-se uma variabilidade significativa nos valores de LT antes e depois da aspirina (Fig. 6.4), (1034±141s vs. 1443±223s, p = NS), diferença média de LT (Fig. 6.5): -408,4 (IC 95% -1113,6 a +296,8). No entanto, foi observado um efeito moderado após a aspirina com um tamanho de efeito de 408,4/985,7 = 0,41, sugerindo que a aspirina poderia potencialmente ter algum papel na trombólise endógena.

Figura .61 Gráfico em escada demonstrando a OT antes e depois da aspirina. OT (seg) - o tempo é mostrado em segundos, OT = tempo de oclusão. Foi observado um aumento da OT em todos os voluntários após a aspirina (OT.A).

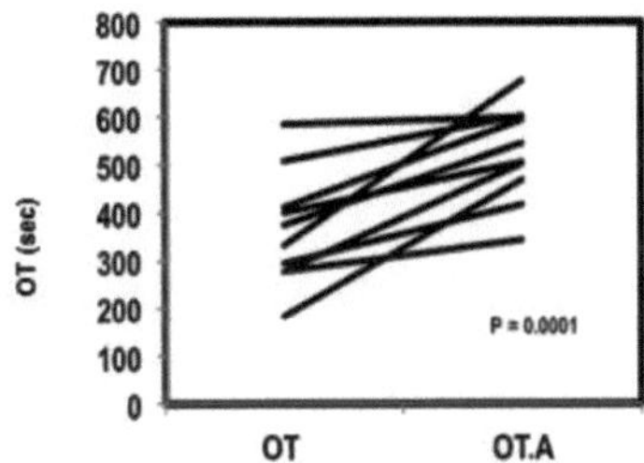

Figura 6.2 Gráfico de caixa demonstrando a OT mínima, máxima e mediana antes e depois da aspirina

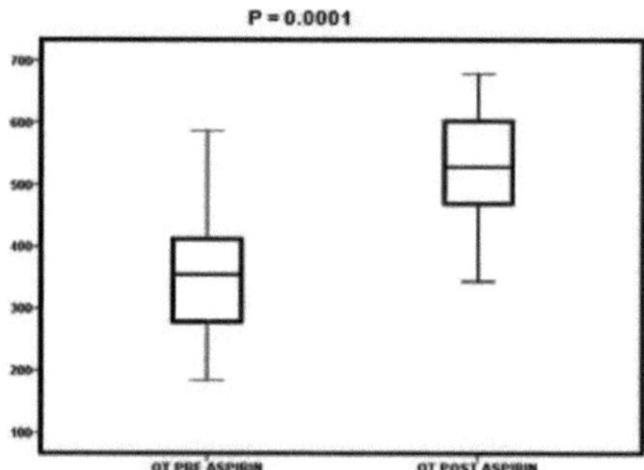

Figura 6.3 Gráfico de caixa: Análise emparelhada que demonstra a diferença na OT antes e depois da aspirina

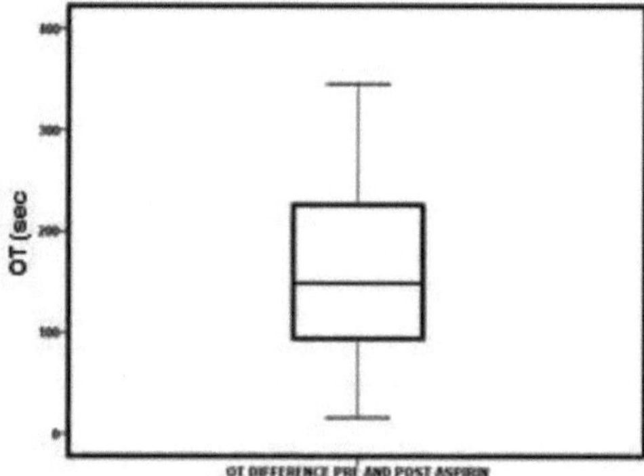

Figura 6.4 Gráfico de caixa demonstrando a LT mínima, máxima e mediana antes e depois da Aspirina

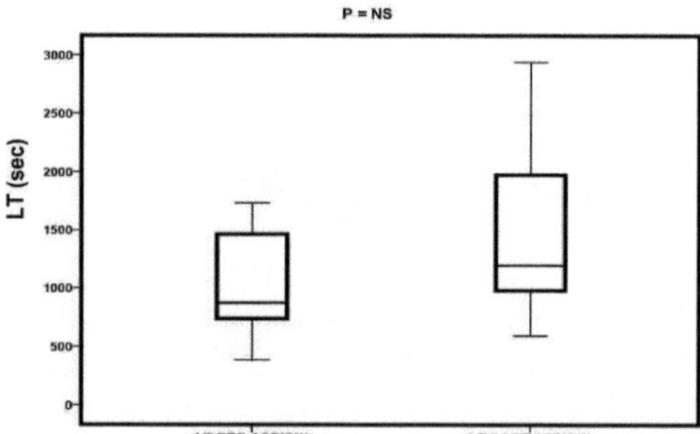

Figura 6.5 Gráfico de caixa: Análise emparelhada que demonstra a diferença em LT antes e depois da aspirina

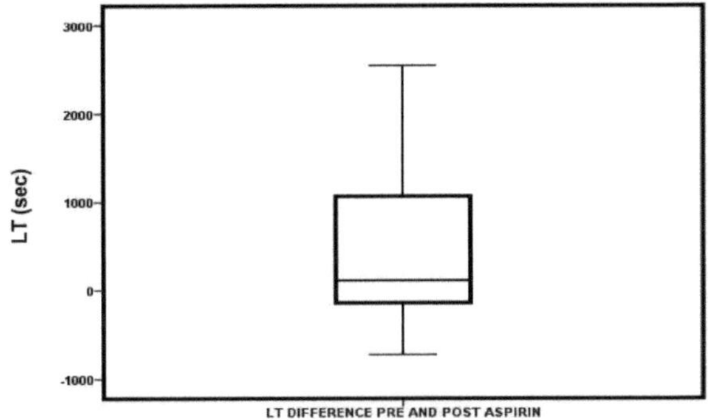

Efeito do clopidogrel na OT e LT

A média de idade dos 13 voluntários saudáveis foi de 36±14 anos, sendo 6 homens e 7 mulheres incluídos no estudo. Os resultados abaixo são apresentados como média ± SEM. O clopidogrel prolongou significativamente a OT (Fig. 7.1, 7.2): OT vs. OTC = 379 ±30 vs. 477±29, n=13, Wilcoxon signed rank's test z= -3,1, p<0,01, sem efeito mensurável na LT (Fig. 7.3): LT vs. LTC = 1390 ± 206 vs. 1345 ± 170, n=13, Wilcoxon signed rank's test z= -0,8, p=NS.

Oito voluntários (Grupo 1) parecem ter uma OT mais curta (OT< 490s) em comparação com os restantes cinco voluntários (Grupo 2), (OT > 490s). A Figura 7.1 sugere que existe uma diferença caraterística entre os dois grupos e que estes responderam de forma diferente ao Clopidogrel. Os voluntários do Grupo 1 apresentaram um maior aumento da OT após o Clopidogrel em comparação com o Grupo 2 (Tabela 5.1, 5.2). O efeito sobre a LL foi menos variável. Estas alterações não estavam relacionadas com a idade ou o sexo, e a comparação entre as OT foi efectuada utilizando o teste t de grupos independentes. Todos os voluntários eram saudáveis, não fumadores e não tomavam qualquer medicação. O rácio de efeito do Clopidogrel no Grupo 1 foi de 0,64, o que sugere que as pessoas com OT mais curtas mostraram uma maior resposta benéfica ao fármaco, potencialmente alcançando, e obteriam um maior benefício da sua utilização.

Devido ao pequeno tamanho da amostra neste estudo piloto, é difícil interpretar claramente os resultados, e são necessários mais estudos maiores para demonstrar um tamanho de efeito maior que possa ajudar na identificação de pacientes de alto risco que se beneficiarão mais com o uso deste medicamento. Para alfa = 0,05, o poder deste estudo utilizando 13 indivíduos foi de 0,8 (80% de poder), P < 0,0001.

Clopidogrel e aGTT

Demonstrámos que o clopidogrel prolongou significativamente a OT em voluntários saudáveis, e também demonstrámos que a preparação do tubo GTT com água encurtou significativamente a OT, reflectindo a libertação de ADP secundária à hemólise. Em todos os 13 voluntários, o aGTT foi medido simultaneamente com o GTT. Verificou-se que o clopidogrel impediu a aceleração da oclusão trombótica induzida pelo water-priming (Fig. 7.4, 7.5, 7.6, 7.7) (OT.W **vs.** OT.W.C = 177±26 vs. 362±25, n=13). 362±25, n=13, Wilcoxon signed rank's test z = - 3,1, p <0,01), sem efeito observável na LT (LT.W vs. LT.W.C = 1420±153 vs. 1377±322, n=13, Wilcoxon signed rank's test z = -1,0, p=NS).

Efeito do Clopidogrel na OT e LT em doentes com angina estável

10 doentes com angina estável foram testados utilizando o GTT. Os dados demográficos de base destes doentes estão listados na Tabela 5.3. A idade média destes doentes era de 72±15 anos e 50% eram do sexo masculino e 50% do sexo feminino. Todos os doentes sofriam de doença arterial coronária, 30% tinham diabetes tipo 2 coexistente e 80% eram hipertensos. Todos os doentes eram não fumadores. Todos os doentes estavam a tomar inibidores da ECA, 90% estavam a tomar uma forma de terapia com estatinas e 50% estavam a tomar um bloqueador beta. O clopidogrel prolongou significativamente a OT (Fig. 7.8), (OT vs. OTC = 404±27 vs. 544±35, p=0,002), sendo a variação média da OT um aumento de 140 seg. (IC 95% 67,9221,1). O desvio padrão da diferença foi de 100,1. A mediana foi de 109,5 e reflectiu uma assimetria positiva. O teste t emparelhado foi bastante robusto e o teste não paramétrico equivalente (Mann Whitney) apresentou um valor de p de 0,005.

Não se registou qualquer efeito mensurável do clopidogrel na LT (LT vs. LTC = 1572±252 vs. 1939±476, p= NS). Os dados relativos à LL foram bastante enviesados, com uma média ± DP de 367 ± 1787,9. Não foi possível efetuar um teste T e Mann Whitney deu um valor de p de 0,721. Registou-se um elevado nível de variabilidade nas diferenças emparelhadas. São necessários estudos de maior dimensão para determinar se o clopidogrel afecta significativamente a trombólise endógena.

Figura 7.1 OT antes e depois do clopidogrel. OT (seg) - o tempo é apresentado em segundos, OT= tempo de oclusão. O clopidogrel prolongou significativamente a OT (OT.C) em todos os voluntários. Os voluntários do Grupo 1 apresentaram um maior aumento da OT pós-clopidogrel em comparação com o Grupo 2.

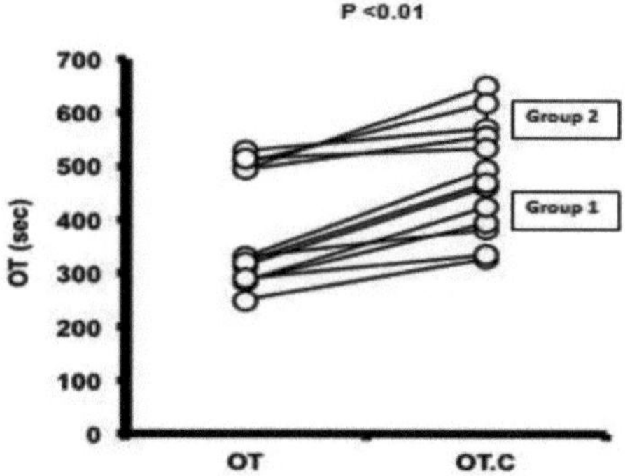

Figura 7.2 Gráfico de caixa demonstrando a OT mínima, máxima e mediana antes e depois do clopidogrel

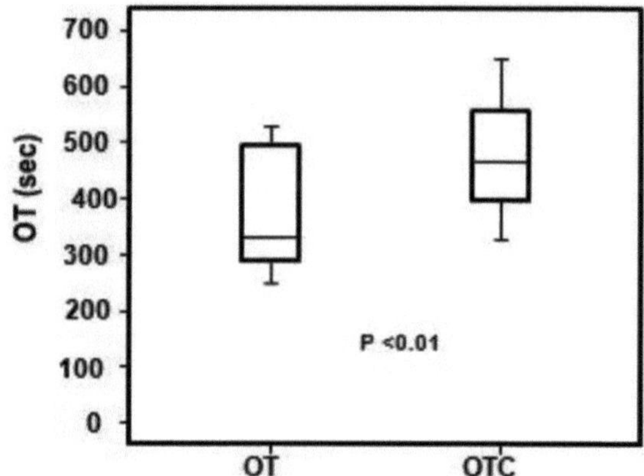

Figura 7.3 ***LT antes e depois do clopidogrel. LT (seg) - o tempo é apresentado em segundos, LT = tempo de lise. O clopidogrel não teve um efeito significativo no LT (LT.C)***

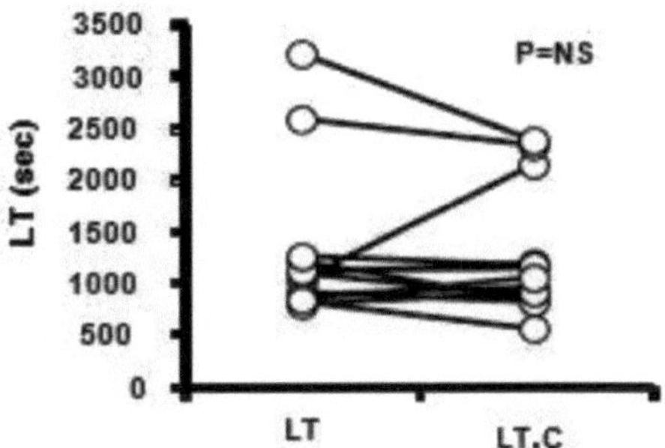

Figura 7.4 A comparação entre a OT normal (pré-clopidogrel) e a OT acelerada após o priming com água após o clopidogrel mostra que o clopidogrel inibe completamente o efeito do priming com água.

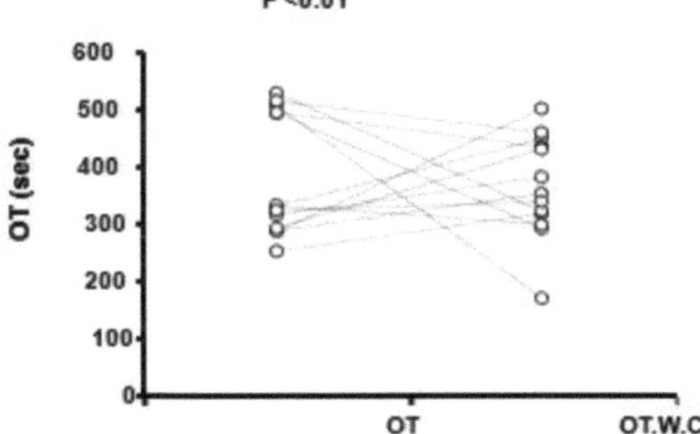

Figura 7.5 Gráfico de caixa demonstrando a OT mínima, máxima e mediana da OT normal (pré-clopidogrel) e da OT acelerada após a preparação com água depois do clopidogrel

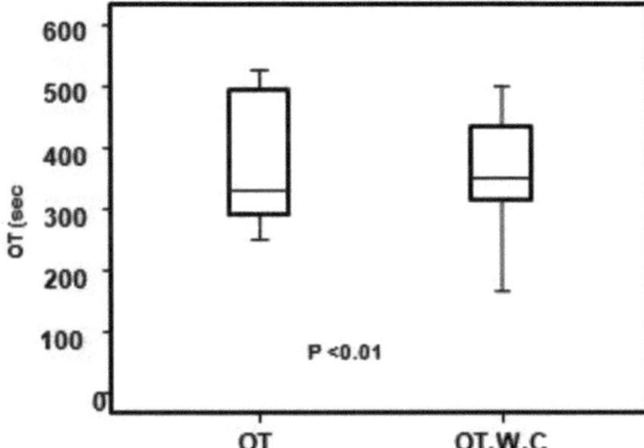

Figura 7.6 Efeito do clopidogrel no aGTT (accelerated GTT with water-priming). OT.W=OT após water-priming e OT.W.C=OT após water-priming e após ingestão de clopidogrel. O clopidogrel impediu a aceleração da OT produzida pelo water-priming.

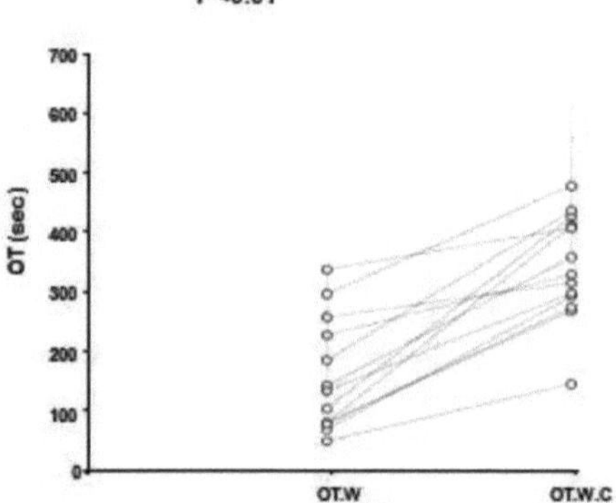

Figura 7.7 Gráfico de caixa demonstrando a OT mínima, máxima e mediana num GTT antes e depois do clopidogrel

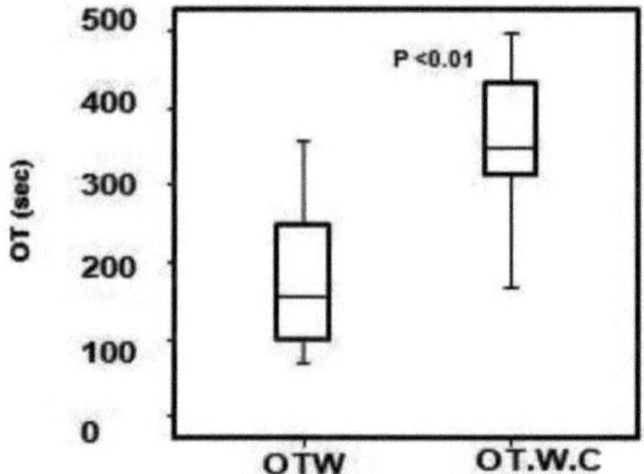

Figura 7.8 Resultados do GTT e aGTT antes e depois da carga de clopidogrel. A. Efeito no tempo de oclusão (OT). B. Efeito no tempo de lise (LT). Os tempos são apresentados em segundos. (OT.W e LT.W denotam os resultados após a preparação com água com aGTT = Teste de Trombose Global acelerado. [C] indica medições pós-clopidogrel). As comparações entre as condições de tratamento foram avaliadas utilizando o teste de sinal de Wilcoxon. As colunas representam o valor médio e a barra de erro é o erro padrão da média.

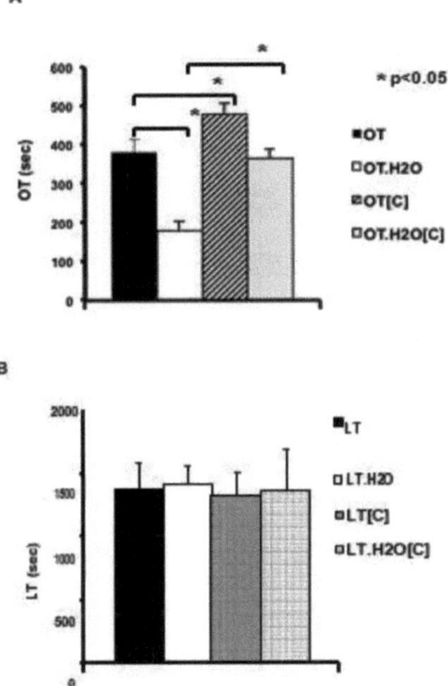

Figura 7.9 OT antes e depois do clopidogrel em doentes com angina estável. OT (seg) - o tempo é apresentado em segundos, OT = tempo de oclusão. O clopidogrel prolongou significativamente a OT (OT.C) em todos os doentes com angina estável

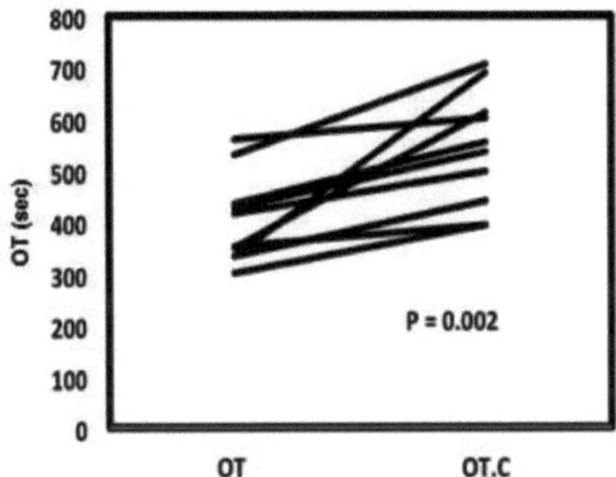

Quadro 5.1: Resultados do GTT no Grupo 1 antes e depois da preparação do tubo GTT com água e após a administração de clopidogrel (OT= tempo de oclusão, LT= tempo de lise, OTW = OT após preparação com água e LTW= LT após preparação com água, OTC= OT após a administração de clopidogrel, LTC= LT após a administração de clopidogrel, OTCW = OT após clopiogrel em aGTT, LTCW= LT após clopidogrel em aGTT, SEM= erro padrão da média, IQR= intervalo interquartil)

Grupo 1: OT mais curto, rácio de efeito do clopidogrel =0,64

	OT	*OTW*	*LT*	*LTW*	*OTC*	*OTCW*	*LTC*	*LTCW*
Média	300	112.3	1600.3	1711.3	410.2	330.1	1526.6	1502.25
±	±	±	±	±	±	±	±	±
SEM	9.95	11.38	314.2	163.5	21.74	31.8	252.6	367.4
Mediana	301	100	1188	1760.5	409.5	316.5	1157.5	1078.5
(IQR)	(42.75)	(55)	(1312.25)	(755.2)	(119.25)	(128.25)	(1454)	(1170)

Quadro 5.2: Resultados do GTT no Grupo 2 antes e depois da preparação do tubo GTT com água e após a administração de clopidogrel (OT= tempo de oclusão, LT= tempo de lise, OTW = OT após preparação com água e LTW= LT após preparação com água, OTC= OT após a administração de clopidogrel, LTC= LT após a administração de clopidogrel, OTCW = OT após clopiogrel em aGTT, LTCW= LT após clopidogrel em aGTT, SEM= erro padrão da média, IQR= intervalo interquartil)

Grupo 2: Tempo mais longo de OT, menor resposta ao clopidogrel

	OT	*OTW*	*LT*	*LTW*	*OTC*	*OTCW*	*LTC*	*LTCW*
Média	506	281	1054.6	954.4	584.6	414	1056.4	1177.8
±	±	±	±	±	±	±	±	±
SEM	6.54	26.4	93.1	142.8	21	31.1	113.29	644.3
Mediana	505	278	933	910	570	428	1130	649
(IQR)	(27.50)	(110.5)	(379)	(517)	(88.5)	(135)	(427)	(1804)

Tabela 5.3: Dados demográficos de base dos doentes com angina estável - Os valores são a média (intervalo) ou n (%).

	Grupo geral (n=10)
Idade, anos	**72 (57-87)**
Masculino	**5 (5%)**
Diabetes mellitus	**3 (30%)**
Fumar	**0 (0%)**
Hipertensão	**8 (80%)**
CAD anterior	**10 (10%)**
Insuficiência renal	**0 (0%)**
PVD	**0 (0%)**
AVC anterior	**0 (0%)**
Bloqueador beta	**5 (50%)**

Inibidor da ECA	10 (100%)
Estatina	9 (90%)

Discussão, limitações e conclusões

Os nossos resultados fornecem provas de que o ADP pode desempenhar um papel no GTT, um teste de trombose induzida por cisalhamento. Sabe-se que a interface aérea promove danos no sangue e que o contacto do sangue com superfícies estranhas resulta na libertação de ADP das hemácias e das plaquetas (Alkhamis et al. 1990). A exclusão destes factores com priming salino prolongou significativamente a OT. É de salientar que a maior parte da amostra de sangue não foi diluída pela solução salina aplicada, uma vez que a solução salina se restringiu à pequena parte do tubo onde ocorreu a reação plaquetária. Em menos de 30 segundos, o sangue diluído com soro fisiológico sai do tubo, influenciando assim apenas o início da reação trombótica. Embora as nossas experiências não consigam distinguir entre os efeitos destes dois factores, ou seja, o contacto com uma superfície plástica e a interface sangue-ar, consideramos que o primeiro é mais importante. Com tensões de cisalhamento semelhantes às criadas no GTT, diferentes materiais plásticos foram classificados de acordo com os seus efeitos hemolíticos (Offeman et al. 1979, Lafayette et al. 2007). Este facto está de acordo com as informações obtidas junto do fabricante do GTT, segundo as quais a utilização de tubos de ensaio GTT com aberturas idênticas e, por conseguinte, forças de cisalhamento idênticas, mas fabricados com materiais plásticos diferentes, revelou uma grande variação nas taxas de fluxo sanguíneo e OT em medições paralelas de sangue idêntico. Por conseguinte, pensamos que o contacto inicial do sangue com a superfície de plástico provoca uma libertação variável de ADP das plaquetas (Moritz et al. 1983), dos glóbulos vermelhos ou de ambos. Tendo em conta os efeitos observados do clopidogrel na OT e OT.W, é provável que o principal determinante destas alterações seja o ADP derivado das plaquetas. O prolongamento significativo da OT com saline-priming demonstra a importância de prevenir a geração inicial de trombina a partir de hemácias ligadas a superfícies de plástico (Keuren et al. 2003).

A aspirina prolongou significativamente a OT em todos os 10 doentes com angina estável. Observou-se um grande tamanho do efeito de 1,60 com as medições da OT, sugerindo que a aspirina prolongou a OT e reduziu a propensão para a formação de trombos. A aspirina tem sido utilizada há muito tempo na aterotrombose, devido aos seus reconhecidos efeitos antiplaquetários que foram claramente demonstrados utilizando o GTT. Os resultados do LT foram variáveis, mas foi registado um tamanho de efeito moderado de 0,41. Este estudo foi um estudo-piloto, com apenas 10 indivíduos, pelo que não foi possível detetar um efeito estatisticamente significativo.

A aspirina acetila os resíduos de lisina na molécula de fibrinogénio e altera a estrutura da rede de fibrina, resultando numa maior permeabilidade da estrutura da rede de fibrina que inicia a fibrinólise (Antovic et al. 2005). Williams et al. investigaram os efeitos de doses baixas e intermédias de aspirina na porosidade do gel de fibrina e na fibrinólise em 19 indivíduos, com 75 e 325 mg de aspirina. Foi observado um aumento da porosidade do gel de fibrina apenas com a dose baixa de aspirina (Williams et al. 1998).

Um estudo de Bjornsson et al. utilizou o ensaio de lise do coágulo para determinar o potencial fibrinolítico da aspirina. Cinco indivíduos saudáveis receberam 650 mg de aspirina duas vezes por dia durante 5 dias. Embora o tamanho da amostra fosse pequeno, os resultados sugeriram tempos de lise do coágulo mais curtos após a aspirina, quando comparados com o grupo de controlo (9,1 min vs. 12,4 min, p = 0,04) (Bjornsson et al. 1989). Os relatórios também sugerem a atividade fibrinolítica da aspirina através da estimulação da síntese de NO em voluntários humanos (Karmohapatra et al. 2007). São necessários mais estudos de maior dimensão para nos ajudar a estudar o tamanho do efeito da aspirina na trombólise endógena, que, se for significativo, pode revelar-se benéfico na modulação da trombólise endógena deficiente e melhorar os resultados.

O GTT detectou com sensibilidade o efeito da hemólise e da libertação endógena de ADP. O fluxo turbulento de sangue logo abaixo da bola superior pode iniciar a hemólise (Kamaneva et al.2004). A importância da destruição celular, da hemólise e da libertação de ADP na oclusão trombótica foi demonstrada pelo efeito da preparação com água, que aumentou consideravelmente a reação trombótica. A grande variação individual no encurtamento da OT com water-priming pode ser atribuída a uma resposta variável das plaquetas ao ADP ou a uma lesão osmótica variável das hemácias. O clopidogrel prolongou significativamente a OT no GTT e, além disso, reduziu significativamente, ou melhor, impediu a OT acelerada (aGTT), indicando que a hemólise e a libertação de ADP são responsáveis pela aceleração da reação trombótica. Devemos salientar que as medições da OT no GTT reflectem não só a reatividade das plaquetas ao agregado, mas também a atividade coagulante das plaquetas, ou seja, a produção de trombina.

Em todos os 13 voluntários saudáveis, o clopidogrel resultou num prolongamento significativo da OT sem qualquer efeito observável na LT (Fig. 6.8). O clopidogrel é um antagonista do ADP e exerce este efeito através da inibição da libertação de ADP, o que nos fornece provas de que a hemólise e a libertação de ADP são

essenciais na reação trombótica induzida pelo cisalhamento. Demonstrámos o encurtamento da OT devido à hemólise induzida por água destilada no aGTT. Postulámos que, devido ao gradiente osmótico entre a água e o sangue, há destruição celular, hemólise e libertação de ADP das hemácias e das plaquetas, o que, por sua vez, ativa a adesão e a agregação plaquetárias, resultando na reação trombótica acelerada. O clopidogrel foi capaz de inibir esta reação trombótica acelerada, fornecendo provas de que o ADP libertado durante a hemólise é responsável pela reação trombótica acelerada. O clopidogrel impediu o encurtamento da OT na maioria dos indivíduos no aGTT, permitindo que o GTT determinasse com sensibilidade a eficácia da terapêutica antagonista do ADP, o que pode revelar-se uma ferramenta inestimável na otimização da dose ou na determinação da resistência aos agentes antiplaquetários. As medições paralelas do GTT e do aGTT podem permitir a avaliação do estado trombótico global e monitorizar a resposta e a eficácia dos antagonistas do ADP em doentes cardíacos, bem como ajudar a otimizar a terapêutica antiplaquetária para melhorar os resultados.
Nem a água nem o clopidogrel tiveram qualquer efeito nos tempos de lise. Este facto está de acordo com as conclusões anteriores de que o clopidogrel não induz a fibrinólise em indivíduos saudáveis (Taher et al. 2004).
Em relação aos nossos resultados, temos de discutir o significado patológico da lesão das hemácias na formação de trombos arteriais. A contribuição das hemácias para a trombogénese arterial é apoiada por provas clínicas e experimentais. As complicações trombóticas ocorrem em condições como as anemias hemolíticas, e a hemólise das hemácias é relatada em torno de substituições de válvulas. A formação de trombos em dispositivos cardiovasculares é parcialmente atribuída à sensibilidade osmótica significativamente maior das hemácias expostas a forças de cisalhamento turbulentas (Michelson et al. 2007) e ao efeito hemolítico do fluxo turbulento (Aziz et al. 2007). A trombina é um fator-chave na trombogénese arterial e os lisados de hemácias são fortes promotores da produção de trombina (Quinlan et al. 2007). A extensão do dano às hemácias por forças de cisalhamento turbulentas muito altas ao redor de válvulas protéticas ou ao redor de lesões profundas na parede do vaso (como rutura de placa) não deve ser subestimada. O teste de trombose acelerada utilizado aqui simula condições em que o ADP é liberado principalmente das hemácias por altas forças de cisalhamento e fluxo turbulento em uma artéria com lúmen severamente reduzido ou no local da rutura da placa. O teste pode ser criticado por não utilizar uma concentração bem definida de ADP, no entanto, nos indivíduos, a extensão da hemólise e, por conseguinte, a concentração de ADP libertada é variável. Consideramos que esta é uma vantagem deste teste em relação à utilização de concentrações fixas de ADP, uma vez que reflecte a situação *in vivo* de danos variáveis nas hemácias durante um evento trombótico arterial. Além disso, a quantidade mínima de ADP libertada durante o contacto muito curto entre o sangue e a água pode ser inibida de forma mais sensível do que as concentrações muito mais elevadas de ADP habitualmente utilizadas como agonista em vários testes de função plaquetária.
Como "teste global", o GTT tem a limitação óbvia de não ser específico para nenhum agonista em particular. Reflecte o verdadeiro estado trombótico, mas não pode revelar as causas da atividade trombótica aumentada ou inibida. A contribuição de potenciais factores trombóticos/inflamatórios plasmáticos para os resultados obtidos com a GTT também deve ser considerada. Entre todos estes factores, apenas o vWF, que reflecte danos/disfunção endotelial, é considerado significativo. Embora a importância do vWF na patogénese do enfarte do miocárdio seja inegável, a associação entre níveis plasmáticos elevados de vWF e trombose arterial tem sido controversa (Spencer et al. 2007, May et al. 2007). Um relatório anterior sobre o aumento dos níveis de vWF e da reatividade plaquetária após angioplastia coronária apenas em amostras de sangue retiradas do seio coronário, mas não em amostras venosas periféricas, pode explicar a controvérsia acima referida (Gorog et al. 2003). No entanto, foi encontrada uma boa correlação entre as medições do GTT OT e os níveis plasmáticos de vWF (Nishida et al. 2006).
Embora o GTT normal tenha detectado um efeito antiplaquetário significativo do clopidogrel, o teste nesta forma não é suficientemente sensível para monitorizar os indivíduos quanto ao efeito ou resistência ao clopidogrel. O teste de trombose acelerada aqui apresentado permite uma avaliação mais fisiológica do risco trombótico, uma vez que utiliza sangue nativo, um cisalhamento elevado semelhante ao de um vaso significativamente estenosado e detecta a contribuição da libertação endógena de ADP para a formação de trombos oclusivos. Além disso, detecta com sensibilidade o efeito da medicação antagonista do ADP na formação de trombos induzida pelo cisalhamento e pode permitir a adaptação individualizada dessa terapêutica. Os estudos em curso em doentes com doença coronária revelarão a utilidade clínica da utilização do GTT normal e acelerado na deteção da resistência antiplaquetária.

Capítulo 5

Função plaquetária na Síndrome Coronária Aguda, angina estável e voluntários saudáveis

OT e LT em doentes com Síndrome Coronária Aguda

Antecedentes: A trombólise espontânea é um fator determinante do desfecho da trombose arterial. O risco de eventos futuros após um enfarte agudo do miocárdio depende não só da formação de trombos oclusivos, mas também do processo fisiológico de trombólise espontânea, que evita a oclusão duradoura e a isquémia prolongada do miocárdio.

Os eventos trombóticos continuam a ocorrer apesar do tratamento de doentes de alto risco com medicação antiplaquetária dupla. A falta de resposta aos fármacos antiplaquetários continua a ser uma limitação importante na prevenção de futuros episódios trombóticos em doentes que sofrem de síndrome coronária aguda (SCA). Estudos anteriores estimaram que 5,5-56,8% da população é resistente à aspirina (Kim et al. 2008), enquanto a prevalência de não-responsividade ao clopidogrel foi de 21% (Snoep et al. 2007). Embora existam muito menos dados publicados sobre a não-responsividade dupla (aspirina e clopidogrel), a incidência num estudo recente com 746 doentes foi de apenas 6% (Gori et al. 2008).

Num estudo que utilizou o ensaio Verify now e cinco outros testes de função plaquetária (Lordkipanidze et al. 2007), foi observada uma fraca correlação entre os testes, sugerindo que existe uma baixa concordância entre os ensaios. No estudo ARMYDA-PRO (Antiplatelet therapy for Reduct ion of Myocardial Damage during Angioplasty-Platelet Reactivity Predicts Outcome), a PRU foi testada em 160 doentes submetidos a ICP e a reatividade plaquetária elevada foi um preditor significativo de MACE (Marcucci et al. 2009). Utilizando a análise da curva ROC, o cut-off ótimo para o end point primário foi PRU > 240 (área sob a curva: 0,69; IC 95%: 0,56 a 0,81, p=0,016). Da mesma forma, num estudo de Price et al, 380 doentes submetidos a ICP com SF foram testados utilizando o ensaio Verify now, e o cut-off ótimo para MACE foi PRU >235 (área sob a curva 0,711; IC 95%: 0,5290,893, P = 0,03) (Price et al.2008). Com base nos resultados destes estudos, PRU > 240 foi considerado um determinante significativo de elevada reatividade plaquetária.

O nosso objetivo neste estudo foi determinar a OT e a LT em doentes admitidos no hospital com o diagnóstico de Síndrome Coronário Agudo (SCA), e determinar se alguma destas variáveis era um preditor significativo de futuros eventos cardíacos adversos.

Era também nosso objetivo comparar a OT e a LT em voluntários saudáveis, angina estável e doentes com SCA para determinar se a GTT era capaz de identificar indivíduos com elevado risco de formação de trombos, devido a um estado pró-trombótico ou a uma fibrinólise endógena deficiente, o que nos permitiria monitorizar os doentes com angina estável de alto risco e modificar os factores de risco para evitar o desenvolvimento de trombos subsequentes que poderiam resultar em enfarte agudo do miocárdio.

Também comparámos a reatividade plaquetária utilizando o GTT e o Verify Now Assay, para determinar se existia alguma correlação entre estes dois testes.

Hipótese:

Postulámos que a TA seria prolongada em doentes com doença arterial coronária devido ao efeito antitrombótico dos medicamentos antiplaquetários. Também postulámos que os doentes com SCA com LT prolongada estariam em risco acrescido de futuros eventos cardíacos adversos graves devido a uma trombólise endógena prejudicada.

Métodos:

População do estudo de doentes com SCA

Os doentes admitidos no hospital com SCA foram incluídos no estudo. A SCA foi definida pela presença de pelo menos dois dos seguintes elementos: dor torácica isquémica, elevação das enzimas cardíacas (troponina ou isoenzima creatina quinase, pelo menos duas vezes o limite superior dos limites normais) ou alterações electrocardiográficas dinâmicas (elevação de ST, depressão de ST ou inversão da onda T). Todos os doentes receberam terapêutica antiplaquetária dupla durante um ano desde a admissão do doente índice. Os critérios de exclusão estão listados na Tabela 6.1. Todos os doentes receberam Aspirina 300 mg e Clopidogrel 300 mg na admissão e, posteriormente, tomaram 75 mg de Aspirina e Clopidogrel como dose de manutenção. A maioria dos doentes com SCA recebeu heparina de baixo peso molecular não fraccionada (HBPM) na admissão, e todos estes doentes foram amostrados um mínimo de 48 horas (5 ± 3 dias após a admissão, média ± DP) após a descontinuação da HBPM para evitar qualquer efeito do anticoagulante na OT e LT.

O coeficiente de variação foi avaliado em dez pacientes com SCA duas vezes, com intervalos de 24 horas. O CV para OT foi de 7% e para LT foi de 19%, semelhante ao CV obtido em voluntários normais.

Tabela 6.1: Critérios de exclusão

Incapacidade de consentir

Participação atual num outro estudo

Mais de 90 anos de idade ou <18 anos de idade
Choque cardiogénico
Sépsis
Malignidade
Diátese hemorrágica
Trombólise, varfarina ou inibidor da glicoproteína IIb/IIIa antes da colheita de amostras
Medicação concomitante com eritromicina, dipiridamol
Discrasia sanguínea (plaquetas <100, hemoglobina <8 g/dl, relação normalizada internacional >1,4, tempo de tromboplastina parcial activada superior ao dobro do limite superior do normal, contagem de leucócitos <3,5 X 109/l, contagem de neutrófilos <1 X 109/l)
Intolerância ou contraindicação à aspirina ou ao clopidogrel
Não é provável um acompanhamento completo durante um período de 1 ano
Outra doença que reduza a esperança de vida para <12 meses

Processo de amostragem

As amostras de sangue foram colhidas de uma veia antecubital com uma cânula borboleta 18G, utilizando uma técnica de 2 seringas. Os primeiros 2 ml de sangue foram deitados fora ou utilizados para análises sanguíneas de rotina e os 3-5 ml de sangue seguintes foram utilizados para avaliar o estado trombótico e trombolítico. Esta amostra de sangue foi injectada com força no tubo GTT, e a força de cisalhamento entre a pequena abertura entre o tubo e os rolamentos de esferas resultou na ativação das plaquetas e subsequente agregação. A medição era iniciada em 15 segundos e o indicador do aparelho mudava de cor quando a análise estava concluída. Cada instrumento tinha um cartão de memória, que podia ser ligado a um computador para descarregar e visualizar os gráficos das medições.

Recolha de dados e acompanhamento

Todos os doentes com SCA foram recrutados para o estudo durante a admissão indexada, e os dados demográficos de base foram registados nos formulários de relatório de casos (CRF). As medições GTT de OT e LT foram efectuadas antes da ICP, e os resultados foram documentados para todos os 300 doentes. O acompanhamento clínico ou telefónico foi feito em intervalos de 3 meses, e a documentação da fonte de todos os eventos cardiovasculares adversos maiores (MACE) foi obtida. Após a determinação do momento do evento, os resultados sanguíneos, incluindo os biomarcadores cardíacos, foram obtidos a partir da base de dados eletrónica de patologia, e as notas de admissão hospitalar foram analisadas para determinar a sequência e os detalhes dos eventos adversos. Os ECGs de admissão, ecocardiogramas, angiogramas e outros relatórios radiológicos foram consultados e o historial de medicação foi determinado. O cumprimento da medicação antiplaquetária e de outros medicamentos foi determinado por comunicação direta com o doente, sempre que possível. Após a acumulação de todos os dados necessários para a determinação do MACE, a análise foi efectuada com recurso ao pacote estatístico SPSS v16.

Resultados primários e secundários

O endpoint primário do estudo foi uma ocorrência composta de morte cardiovascular, enfarte do miocárdio não fatal ou acidente vascular cerebral (MACE) ao fim de 1 ano. Os endpoints do estudo foram: 1) morte cardiovascular, definida como morte na presença de SCA, arritmia cardíaca significativa, insuficiência cardíaca congestiva refractária ou morte atribuída a causa cardiovascular no post mortem; 2) enfarte do miocárdio não fatal (um aumento da troponina I ou um aumento da creatinina quinase - isoenzima da banda miocárdica pelo menos duas vezes o limite superior dos limites normais com pelo menos 1 dos seguintes: início agudo de dor torácica isquémica prolongada (> 20 minutos); elevação do segmento ST de pelo menos 1 mm em 2 ou mais derivações electrocardiográficas contíguas, ou depressão do segmento ST >0.5 mm em >2 derivações contíguas; ou inversão da onda Tw > 1 mm em derivações com ondas R predominantes; ou 3) acidente vascular cerebral, definido como a presença de um novo défice neurológico de origem vascular, com sinais ou sintomas que se prolongam por mais de 24 horas e suportado por um procedimento imagiológico, como uma tomografia computorizada (TC) ou uma ressonância magnética (RM).Os endpoints secundários do estudo incluíram MACE a 30 dias, complicações hemorrágicas e a necessidade de revascularização repetida a 1 ano. A complicação hemorrágica foi definida como hemorragia intracraniana ou intraocular, hematoma no local de acesso > 5 cm de diâmetro, hemorragia significativa que resultasse em compromisso hemodinâmico ou uma queda na Hb > 3 g/dl.

Análise estatística

Foi utilizada a versão 16 do SPSS (SPSS Inc., Chicago, Illinois) para todas as análises.

As variáveis com distribuição normal foram analisadas através do teste *t* não pareado e as variáveis com distribuição não normal foram analisadas através do teste *U* de Mann - Whitney. As variáveis dicotómicas foram comparadas através dos testes do Qui-Quadrado ou Exato de Fisher. As correlações foram analisadas

utilizando o coeficiente de correlação de Spearman e a transformação logarítmica foi utilizada, quando apropriado. A curva de funcionamento do recetor (ROC) foi utilizada para discriminar entre doentes com e sem MACE. Foi determinado um valor de corte através da identificação de um valor de LT que proporcionasse a maior soma de sensibilidade e especificidade. A regressão de Cox foi utilizada para investigar a relação entre a LT e o MACE, e a LT foi dividida em faixas de 1000, e a curva de Kaplan-Meier com o teste log-rank foi utilizada para comparar as curvas de sobrevivência.
Foi utilizado o modelo de regressão de risco univariado e multivariado de Cox para determinar os factores de risco para os parâmetros clínicos e para ajustar potenciais factores de confusão que estavam associados aos parâmetros clínicos na análise univariada. O nível de significância foi definido como p<0,05.
Verificou-se que a OT e a LT estavam separadamente relacionadas com o MACE. Para determinar se a OT ou a LT fora do intervalo normal podem ser preditivas de MACE, foi estabelecido um intervalo normal a partir da média ± 2DP s de voluntários normais.

Comparação da função plaquetária em SCA, angina estável e voluntários saudáveis

Avaliámos a OT e a LT utilizando o GTT em setenta e cinco doentes com angina estável. Os doentes com angina estável foram revistos e recrutados em ambulatório cardíaco, e todos os doentes com evidência subjacente de doença arterial coronária foram recrutados para o estudo. Todos os doentes estavam a tomar aspirina e clopidogrel na altura do recrutamento. A OT e a LT de voluntários normais, SA e pacientes com SCA foram então comparadas para demonstrar se havia alguma diferença significativa nos três grupos.
O SPSSv16 foi utilizado para a análise estatística. A comparação entre os grupos foi feita usando ANOVA e o teste não paramétrico de Mann-Whitney foi usado para demonstrar qualquer diferença estatisticamente significativa (p<0,05).

Comparação entre o GTT e o ensaio Verify now em doentes com SCA

Numa coorte de 71 doentes com SCA, avaliámos o estado trombótico utilizando o GTT e o ensaio Verify now. Foram colhidas amostras de sangue venoso da veia antecubital e anticoaguladas com citrato de sódio 0,109 mol/l (rácio 9:1). Utilizámos o cartucho Verify Now P2Y (12) que mede a inibição do ADP (P2Y12).
Os resultados do ensaio Verify Now P2Y (12) são medidos em unidades de reação P2Y (12) (PRU), quanto maior a PRU pior o resultado nos estudos relatados. Com base na faixa normal de OT em voluntários saudáveis (200-550s, comparamos OT < 200s com Verify now PRU > *240* unidades como um indicador do estado pró-trombótico em pacientes com SCA.

Resultados

Os dados demográficos dos doentes com SCA estão listados na Tabela 6.2.
Em 297 doentes, foi possível efetuar um seguimento completo. Foi mencionado em capítulos anteriores que a distribuição da OT foi normal em voluntários saudáveis (Fig. 8.1), e a distribuição da LT foi enviesada (Fig. 8.2). Nos doentes com SCA, a OT foi significativamente prolongada em comparação com a dos voluntários normais (428±155s vs. 378± 96s, p<0,001) (Fig. 8.3, 8.4). A análise da curva ROC para OT e LT demonstrou que o nível de LT discriminou significativamente entre pacientes com e sem MACE com uma área sob a curva de 0,63 (IC 95%: 0,51 a 0,69; p<0,05). O LT >3000 foi identificado como o ponto de corte ideal para prever o resultado de MACE, com sensibilidade de 60% e especificidade de 80%. (Fig. 8.5).
A análise de sobrevivência não demonstrou qualquer relação entre a OT e o MACE (Fig. 8.6, 8.7). Diferentes variáveis foram questionadas quanto aos efeitos sobre o TO, incluindo dados demográficos dos pacientes, caraterísticas ecocardiográficas e angiográficas, medicamentos e um efeito significativo foi observado apenas com o uso de estatina. Observou-se que os doentes sob terapêutica com estatinas tinham um TO mais longo (menos pró-trombótico) em comparação com os que não estavam sob terapêutica com estatinas (439±157s vs. 359±120s, p= 0,02). Os doentes que receberam recentemente HBPM (< 48 horas antes) e trombólise recente (< 5 dias antes) foram excluídos desta análise para evitar quaisquer resultados de confusão.
A LT foi positivamente inclinada tanto em voluntários saudáveis como em pacientes com SCA. A LT foi significativamente prolongada nos doentes com SCA em comparação com os voluntários saudáveis [mediana 1053 (978 a 1125) s vs. 1362 (1240 a 1514) s, p < 0,001]. 23% dos pacientes com SCA tinham LT > 3000S, em comparação com nenhum dos voluntários saudáveis, com 15,3% dos pacientes demonstrando um estado trombolítico marcadamente prejudicado com LT > 5000s.
A LT foi significativamente preditiva de MACE aos 180 dias e a 1 ano.
Com LT >3000s, o HR 2,48 (CI = 1,2 -4,8, p= 0,007) aos 6 meses (Fig. 8.8), e HR 1,85 (CI = 1,01- 3,4, P=0,04) ao 1 ano (Fig. 8.9). Acima deste nível de LT, a HR aumentou à medida que a LT aumentou. Com LT> 5000s, a HR foi de 2,57 (CI = 1,2-5,2, P=0,009) aos 6 meses (Fig. 9.0), e HR: 2,08 (CI = 1,07-4,01, p=0,02) a 1 ano (Fig. 9.1).
Utilizando a análise de regressão univariada de Cox, a LT >3000s foi associada a um risco significativamente mais elevado de morte cardiovascular aos 6 meses (Fig. 9.2) (HR: 4,04, IC = 1,3-12,0, P=0,012) e a 1 ano

(HR: 3,9, IC = 1,3-11,9, P= 0,013) (Fig. 9.3). O risco de morte CV não aumentou significativamente com o aumento da LT (LT > 5000s; HR Morte CV: 3,6, IC = 1,18-11,1, P = 0,024), mas a LT > 5000s foi um preditor significativo de SCA recorrente (HR: 2,2, IC = 1,08-4,6, P = 0,02), tanto aos 6 meses como a 1 ano (Fig. 9.4, 9.5).
As variáveis interrogadas para efeitos de LT foram: dados demográficos dos pacientes, caraterísticas ecocardiográficas e angiográficas e medicamentos. Na demografia dos doentes, apenas a idade se relacionou com a LT, tendo esta aumentado com a idade (p=0,008). Observou-se uma tendência entre troponina e LT (p= 0,05). Também foi observada uma fraca associação entre a OT e a LT (r = -0,2, p=0,07).
A análise univariada sugeriu que algumas variáveis estavam relacionadas com o MACE: idade, diabetes mellitus, metformina, hemoglobina baixa, hematócrito baixo, proteína C-reactiva, doença vascular periférica, inibidor da enzima de conversão da angiotensina e terapêutica com nitratos orais. No estudo, foram poucos os doentes que sabiam sofrer de doença vascular periférica.
As variáveis foram então inseridas no modelo final da análise de regressão logística multivariada: idade, sexo, diabetes mellitus, inibidor da enzima de conversão da angiotensão e nitratos. A análise multivariada demonstrou que a LT é um importante preditor independente de MACE , após ajuste para todos estes factores de risco aos 6 meses e a 1 ano (LT >3000s aos 6 meses: HR 2,4, IC 95%: 1,2-4,8, p =0,008, LT >3000s a 1 ano: HR 1,9, IC 95%: 1,04-3,5, p=00,03, LT >5000s aos 6 meses: HR 2,69, IC 95%: 1,3-5,5, p =0,007, LT >5000s em 1 ano: HR 2,1, 95% CI: 1,12-4,2, p =0,002). Observou-se que o rácio de risco aumentava ligeiramente com o aumento da LT.

Tabela 6.2: Dados demográficos de base dos doentes com SCA

	Grupo total (n=300)	LT<3000 s (n= 231)	LT>3000s (n=69)	Valor P
Idade, anos	65 (40-90)	64.2	66.7	NS
Masculino	216(72.3)	170(73.6)	47(68.1)	NS
Diabetes mellitus	50(16.7)	35(15.2)	15(21.7)	NS
Fumar	68(22.7)	54(23.4)	14(20.3)	NS
Hipertensão	142(47.5)	111(48.1)	31(44.9)	NS
CAD anterior	129(43.0)	105(45.5)	24(34.8)	NS
Insuficiência renal	24(8.1)	17(7.4)	7(10.1)	NS
PVD	8(2.7)	6(2.6)	2(2.9)	NS
AVC anterior	16(5.4)	13(5.6)	3(4.3)	NS
STEMI	73(24.5)	55(23.8)	19(27.5)	NS
Troponina positiva	226(79.0)	171(74.0)	55(79.7)	NS
Alterações dinâmicas do ECG	203 (68.0)	135(58.4)	39(56.5)	NS

Bloqueador beta	234(78.3)	181(78.4)	53(76.8)	NS
Inibidor da ECA	216(72.2)	168(72.7)	48(69.6)	NS
Estatina	273(91.3)	212(91.8)	61(88.4)	NS
Nitrato	73(24.4)	59(25.5)	14(20.3)	NS
Insulina	15(5.0)	10(4.3)	5(7.2)	NS
Metformina	15(5.0)	12(5.2)	3(4.3)	1.0

Os valores são a média (intervalo) ou n (%). A insuficiência renal foi definida por níveis de creatinina >2,0 mg/dl. ECA= enzima de conversão da angiotensina; DAC= doença arterial coronária; AVC= acidente vascular cerebral; LT= tempo de lise; NS= não significativo; DVP= doença vascular periférica; STEMI= enfarte do miocárdio com supradesnivelamento do segmento ST

Tabela 6.3 - <u>Caraterísticas Angiográficas, Intervencionistas e Ecocardiográficas dos doentes com SCA</u>

	Grupo global (n=300)	LT<3000 s (n=231)	LT>3000 s (n=69)	*Valor P*
Angiografia efectuada	263(87.6)	202/231 (87.4)	61/69(88.4)	NS
Doença de 1 vaso	107 (36)	87/202 (43)	20/61(32.7)	NS
Doença de 2 vasos	57 (19)	41/202 (20.2)	16/61(26.2)	NS
Doença de 3 vasos	39 (13)	30/202 (14.8)	9/61(14.7)	NS
ICP realizado	103 (34)	80/202 (39.6)	23/61 (36)	NS
Apenas DES	46 (15)	31/80 (38.7)	15/23(65)	NS
Apenas BMS	47 (16)	40/80(50)	7/23 (30.4)	NS
DES e BMS	93 (31)	71/80 (88.75)	22/23 (95.6)	NS
Antagonista GPIIb/IIIa	0 (0)	0 (0)	0 (0)	NS

Eco realizado	197 (66)	152 (65.8)	45 (65.2)	NS
FEVE >50%	136 (45)	109/152 (71.7)	27 /45(60)	NS
FEVE 40-50%	23 (7.7)	15/152 (9.86)	8 /45(17.7)	NS
FEVE 30-40%	22 (7.3)	17/152 (11.18)	5 /45(11.1)	NS
FEVE <30%	16 (5.3)	11/152(7.2)	5 /45(11.1)	NS
Encaminhado para cirurgia de revascularização miocárdica	34 (11)	26/202 (12.8)	8 /61(13.11)	NS

Os valores são n (%). ICP=intervenção coronária percutânea; SF=stent(s) com eluição de fármacos; BMS=stent(s) metálico(s) nu(s); GP=glicoproteína; FEVE=fração de ejeção do ventrículo esquerdo; CABG=enxerto coronário.

Figura 8.1: OT em voluntários saudáveis demonstrando distribuição normal

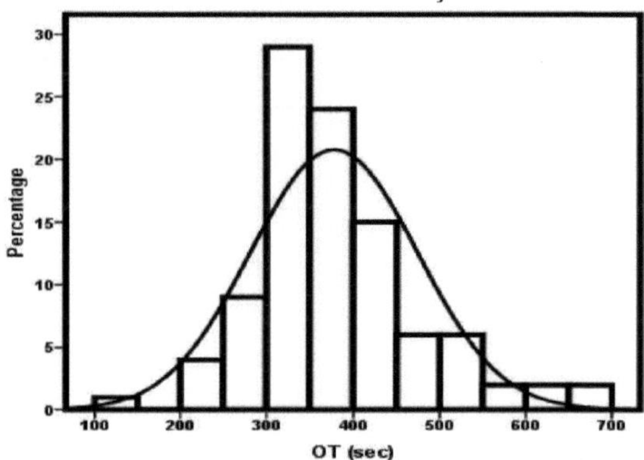

Figura 8.2: OT em doentes com SCA - Em doentes com SCA a tomar medicação antiplaquetária dupla, a OT foi significativamente prolongada (mostrando uma reatividade plaquetária reduzida) em comparação com a de voluntários normais.

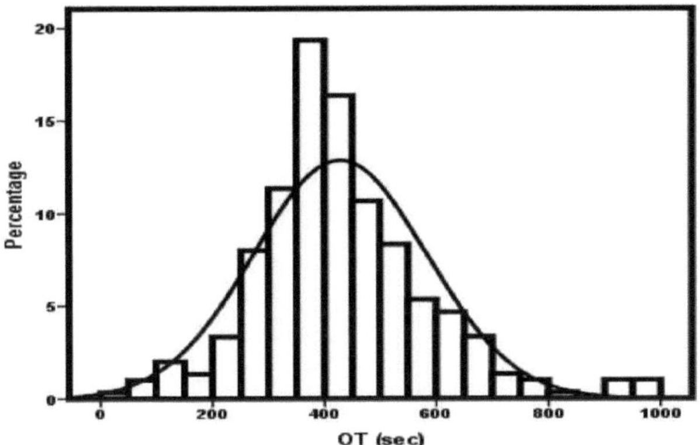

Figura 8.3: LT em voluntários saudáveis

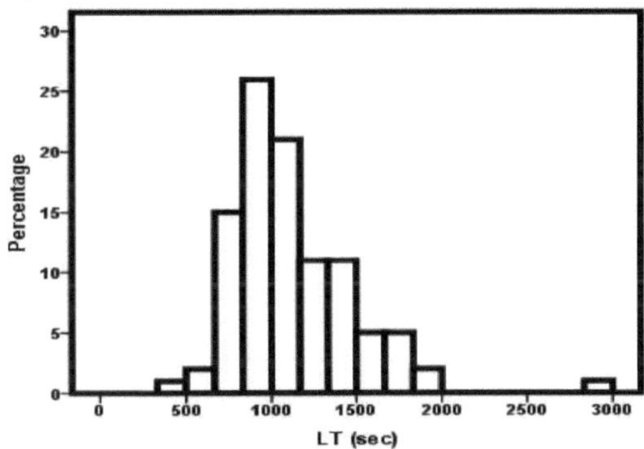

Figura 8.4: LT em doentes com SCA - Nos doentes com SCA, a LT foi significativamente prolongada (trombólise endógena comprometida) em comparação com a dos voluntários saudáveis.

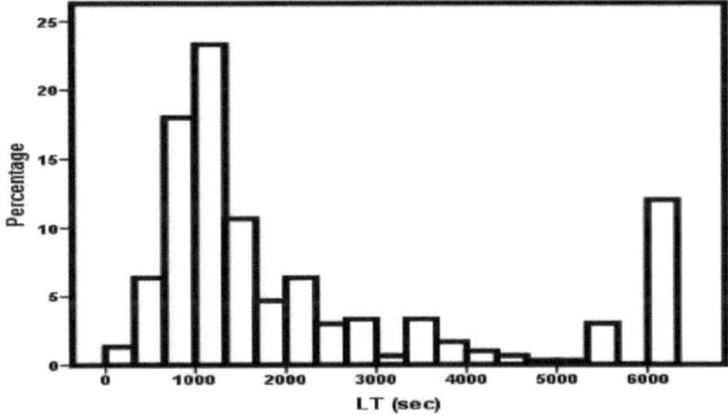

Figura 8.5: Curvas ROC para OT e LT (curvas ROC (Receiver-operating characteristic) para (A) tempo de oclusão (OT) e (B) tempo de lise (LT). O nível de LT discriminou significativamente entre pacientes com e sem eventos cardiovasculares adversos maiores (MACE) com uma área sob a curva de 0,63 (intervalo de confiança de 95%: 0,51 a 0,69; p < 0,05). Um LT >3.000 s foi identificado como o ponto de corte ideal para prever o resultado do MACE, com sensibilidade de 60% e especificidade de 80%).

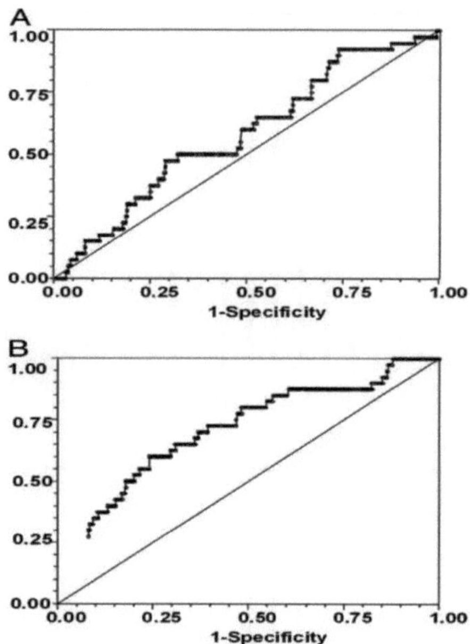

Figura 8.6: Curva KM demonstrando a probabilidade de sobrevivência livre de eventos utilizando a OT como um preditor de eventos adversos aos 180 dias. A análise de sobrevivência não demonstrou qualquer relação entre a OT e o MACE.

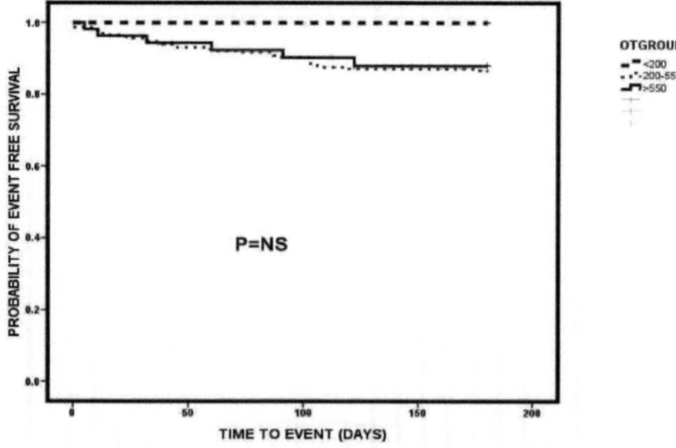

Figura 8.7: Curva KM demonstrando a probabilidade de sobrevivência livre de eventos utilizando a OT como um fator de previsão de eventos adversos a 1 ano. A análise de sobrevivência não demonstrou qualquer relação entre a OT e o MACE.

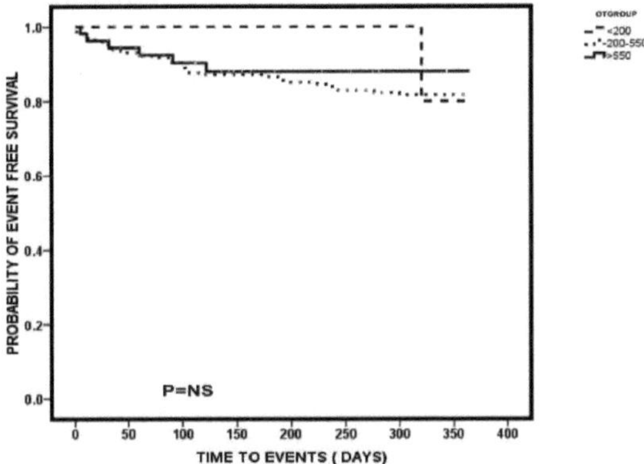

Figura 8.8: Curva KM demonstrando a probabilidade de sobrevivência livre de eventos aos 180 dias utilizando LT>3000s como ponto de corte. Observou-se que a LT foi significativamente preditiva de MACE aos 180 dias com HR 2,48 (IC = 1,2 -4,8, p= 0,007) aos 6 meses.

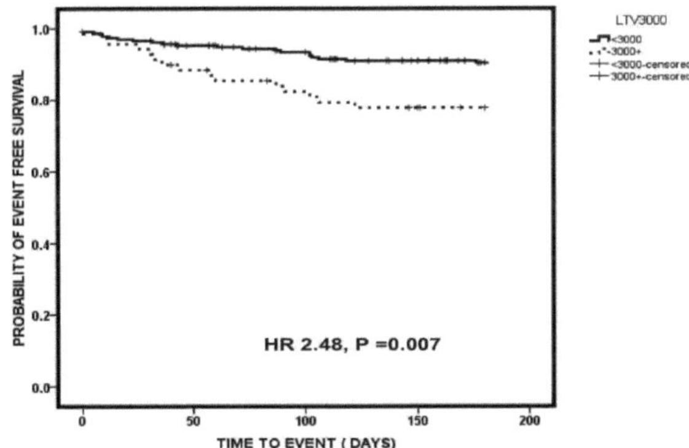

Figura 8.9: Curva KM demonstrando a probabilidade de sobrevivência livre de eventos a 1 ano utilizando LT>3000s como ponto de corte. Observou-se que a LT foi significativamente preditiva de MACE a 1 ano com HR 1,85 (CI= 1,01- 3,4, P=0,04).

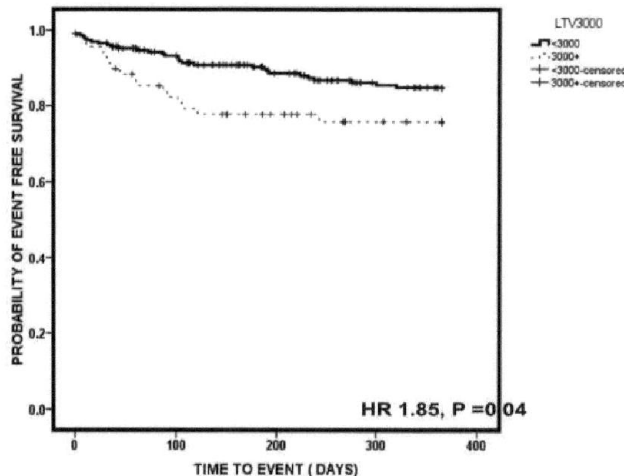

***Figura 9.0:* Curva KM demonstrando a probabilidade de sobrevivência livre de eventos aos 180 dias utilizando LT>5000s como ponto de corte. Observou-se que a LT foi significativamente preditiva de MACE aos 180 dias com HR 2,57 (IC = 1,2-5,2, P=0,009).**

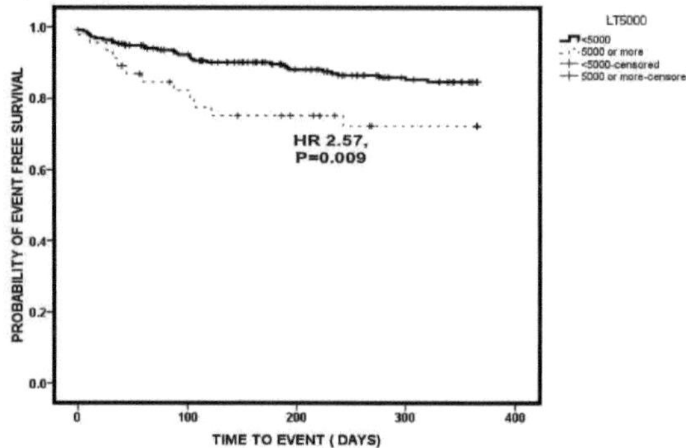

***Figura 9.1:* Curva KM demonstrando a probabilidade de sobrevivência livre de eventos a 1 ano utilizando LT >5000s como ponto de corte. Observou-se que a LT foi significativamente preditiva de MACE a 1 ano com HR 2,08 (CI=1,07-4,01, p=0,02).**

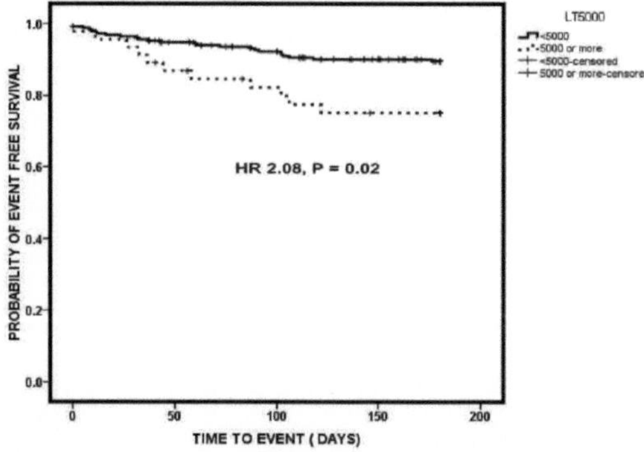

***Figura 9.2:* MACE aos 6 meses utilizando LT>3000s como ponto de corte (*P<0,05) - a LT prolongada foi altamente preditiva de eventos cardiovasculares recorrentes, atribuíveis tanto a morte CV como a SCA. LT <3000 s é indicado por barras abertas; LT> 3000s é indicado por barras sólidas.**

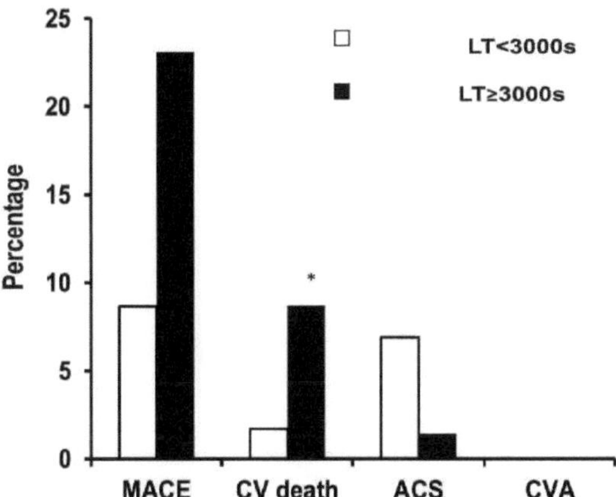

*Figura 9.3: MACE a 1 ano utilizando LT>3000s como ponto de corte (*P<0,05) - a LT prolongada foi altamente preditiva de eventos cardiovasculares recorrentes, atribuíveis tanto a morte CV como a SCA. LT <3000 s é indicado por barras abertas; LT> 3000s é indicado por barras sólidas.*

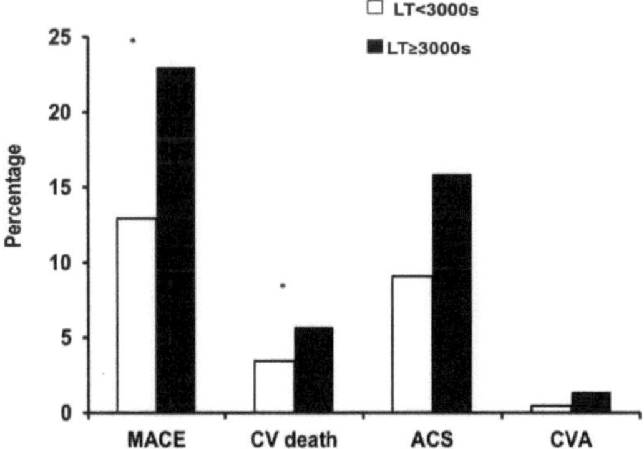

*Figura 9.4: MACE aos 6 meses utilizando LT>5000s como cut off (*P<0,05) - a LT prolongada foi altamente preditiva de eventos cardiovasculares recorrentes, atribuíveis tanto a morte CV como a SCA. LT <5000 s é indicado por barras abertas; LT> 5000s é indicado por barras sólidas.*

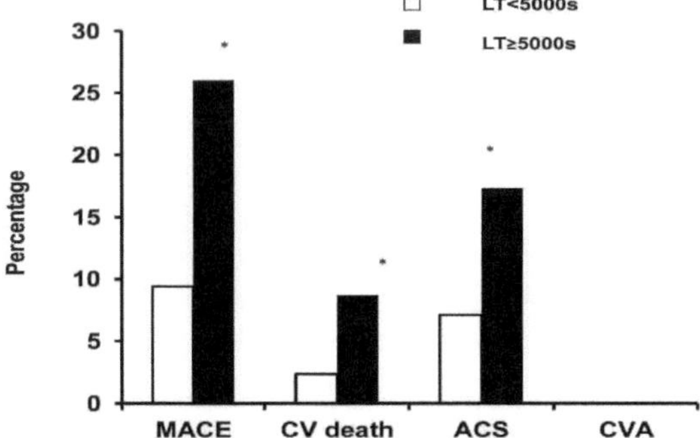

*Figura 9.5: MACE a 1 ano utilizando LT>.5000s como ponto de corte (*P<0,05) - a LT prolongada foi*

altamente preditiva de eventos cardiovasculares recorrentes, atribuíveis tanto a morte CV como a SCA. LT <5000 s é indicado por barras abertas; LT>.5000s é indicado por barras sólidas.

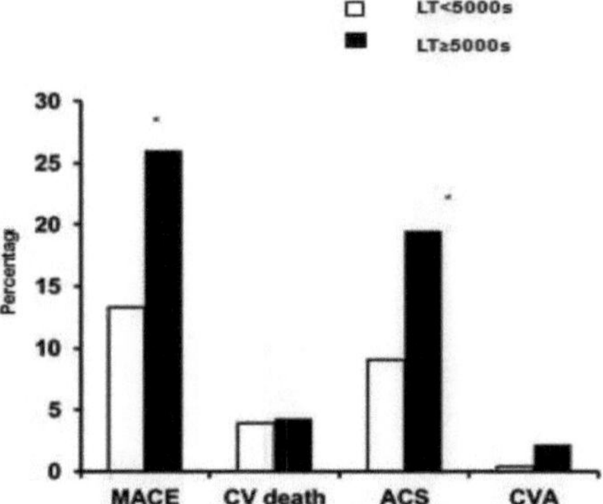

***Tabela 6.4:** Análise multivariada utilizando a regressão de Cox para demonstrar a HR para LT >3000s aos 6 meses (B= coeficiente de regressão; SE = erro padrão da média; Wald= estatística de Wald; Df = graus de liberdade; Sig.= significância; Exp (B) = Hazard ratio; CI = intervalo de confiança)*

	B	SE	Wald	Df	Sig.	Exp(B)	95,0% CI para Exp(B)	
							Inferior	Superior
LTV3000	.904	.342	7.008	1	.008	2.471	1.265	4.826
IDADE	.030	.017	3.196	1	.074	1.030	.997	1.064
SEXO	-.067	.371	.033	1	.857	.935	.452	1.934
NITR	.727	.359	4.099	1	.043	2.069	1.024	4.183
ACE	-.864	.342	6.399	1	.011	.421	.216	.823
DM	.999	.364	7.538	1	.006	2.715	1.331	5.538

***Tabela 6.5:** Análise multivariada utilizando a regressão de Cox para demonstrar o HR para LT >3000s a 1 ano (B= coeficiente de regressão; SE = erro padrão da média; Wald= estatística de Wald; Df = graus de liberdade; Sig.= significância; Exp (B) = Hazard ratio; CI = intervalo de confiança)*

	B	SE	Wald	Df	Sig.	Exp(B)	95,0% CI para Exp(B)	
							Inferior	Superior

LTV3000	.654	.312	4.401	1	.036	1.924	1.044	3.546
IDADE	.017	.014	1.375	1	.241	1.017	.989	1.045
SEXO	-.122	.333	.134	1	.714	.885	.461	1.699
NITR	.742	.319	5.408	1	.020	2.100	1.124	3.924
ACE	-1.063	.301	12.481	1	.000	.346	.192	.623
DM	.967	.332	8.489	1	.004	2.630	1.372	5.041

Tabela 6.6: Análise multivariada utilizando a regressão de Cox para demonstrar a HR para LT >5000s aos 6 meses (B= coeficiente de regressão; SE = erro padrão da média; Wald= estatística de Wald; Df = graus de liberdade; Sig.= significância; Exp (B) = Hazard ratio; CI = intervalo de confiança)

	B	SE	Wald	Df	Sig.	Exp(B)	95,0% CI para Exp(B)	
							Inferior	Superior
IDADE	.033	.017	3.791	1	.052	1.033	1.000	1.068
SEXO	-.112	.369	.092	1	.762	.894	.434	1.843
NITR	.693	.359	3.727	1	.054	1.999	.989	4.039
ACE	-.785	.339	5.351	1	.021	.456	.235	.887
DM	1.054	.362	8.487	1	.004	2.868	1.412	5.827
LT5000	.991	.367	7.292	1	.007	2.693	1.312	5.528

Tabela 6.7: Análise multivariada utilizando a regressão de Cox para demonstrar a HR para LT >5000s a 1 ano (B= coeficiente de regressão; SE = erro padrão da média; Wald= estatística de Wald; Df = graus de liberdade; Sig. = significância; Exp (B) = Hazard ratio; CI = intervalo de confiança)

	B	SE	Wald	df	Sig.	Exp(B)	95,0% CI para Exp(B)	
							Inferior	Superior
IDADE	.018	.014	1.576	1	.209	1.018	.990	1.047
SEXO	-.156	.332	.220	1	.639	.856	.446	1.641

NITR	.727	.319	5.185	1	.023	2.069	1.107	3.867
ACE	1.005	.299	11.279	1	.001	.366	.204	.658
DM	1.010	.331	9.327	1	.002	2.747	1.436	5.253
LT5000	.783	.340	5.295	1	.021	2.188	1.123	4.264

Tabela 6.8: Número total de MACE em doentes com SCA, aos 6 meses e a 1 ano

PRIMÁRIO PONTOS FINAIS	**6 meses N (%)**	**12 meses N (%)**
CV MORTE	10 (3.3%)	12 (4%)
ACS	26 (8.6%)	32 (10.6%)
PERFURAÇÃO	0	2 (0.6%)
MACE	36 (11.9%)	46 (15.3%)

12 doentes sofreram um evento cardíaco adverso aos 30 dias, que incluiu morte CV em 5 doentes e enfarte não fatal em 7 doentes. A média de OT nestes 12 pacientes foi de 431 s. Nenhum destes pacientes teve OT < 200s, 10 tiveram OT na faixa de 200-550s, e 2 pacientes tiveram OT > 550s. A média de LT nestes 12 pacientes foi de 2682s, sendo que LT >5000s foi observada em 3 (25%) pacientes, dos quais 1 paciente não sobreviveu e 2 pacientes tiveram recorrência de SCA em 30 dias. Não houve correlação entre eventos e OT ou LT neste pequeno grupo.
Nenhum dos 300 doentes com SCA teve qualquer complicação hemorrágica durante o internamento e não reportaram qualquer episódio de hemorragia significativa no seguimento de 1 ano.
A necessidade de revascularização repetida em 1 ano foi demonstrada em 2 pacientes. Ambos eram do sexo masculino, com idade inferior a 55 anos e LT< 3000s. Ambos os pacientes continuaram a apresentar sintomas de angina estável, e a angiografia repetida demonstrou reestenose do stent, o que exigiu uma nova intervenção percutânea.

Valores de corte OT

O intervalo normal para a OT no nosso estudo foi determinado por amostragem de 100 voluntários saudáveis, não fumadores e sem qualquer medicação. A OT foi distribuída normalmente com uma média de 377,80s. O intervalo normal foi determinado usando a média ± 2SD, e os valores de OT variaram entre 185-569,80 (200-550s).
Na população com SCA, não foi observada correlação entre a OT e o desfecho. Dividimos o TO em faixas de 100 s e determinámos os rácios de risco aos 6 meses e 1 ano, e não houve um aumento significativo de eventos em qualquer corte. Usando a análise de sobrevivência, não foi observado aumento significativo de eventos usando OT < 200s; 200-550s ou > 550 s como corte. Os pacientes com SCA foram medidos usando o GTT depois de terem tomado uma dose de carga de Aspirina 300mg e Clopidogrel 300mg, e uma dose de manutenção de 75 mg de cada droga. Há evidências de que os efeitos antiplaquetários desses medicamentos dependem da dose, e é possível que, quando os pacientes foram testados usando o GTT, a concentração de estado estacionário do medicamento não tenha sido alcançada na dose de manutenção de 75 mg.
Todos os pacientes com SCA foram testados usando o GTT 48 horas após a descontinuação da HBPM. A HBPM é um anticoagulante, e sua meia-vida é de 5-6 horas. A heparina aumenta a ativação induzida por

agonistas e a agregação de plaquetas, principalmente no sangue citratado, mas prejudica significativamente a reatividade plaquetária no sangue nativo. O fator de Von Willebrand (vWF) é essencial para a formação de trombos plaquetários a altas taxas de cisalhamento e reconhece-se que, para além do seu efeito na coagulação, a heparina interfere com esta hemostase mediada por plaquetas/vWF, sendo possível que a combinação destes efeitos da heparina tenha interferido com o resultado da OT.

Tabela 6.9: Rácio de risco aos 6 meses e 1 ano de acordo com a OT (segundos)

Valores OT (segundos)	Rácio de risco (intervalo de confiança e valores de P) aos 6 meses	Rácio de risco (intervalo de confiança e valores de P) aos 12 meses
>200	21.1(CI:0.006-75790, P=0.465)	1,4 (CI: 0,95-10,25, P=0,73)
>300	1,5(CI: 0,53-4,3, P=0,42)	1,05 (CI: 0,47-2,34,P= 0,905)
> 400	0,99 (CI: 0,51-1,9, P= 0,98)	0,88 (CI: 0,49-1,57,P= 0,67)
> 500	1,31 (CI:0,64-2,6, P=0,44)	0,93 (CI: 0,47-1,84, P= 0,84)
> 600	0,67 (CI: 0,20-2,2, P=0,57)	0,53 (CI: 016-1,70, P=0,28)

Valores de corte LT

Os resultados do nosso estudo sugerem que a LT é um novo e importante fator de previsão de MACE. A frequência de eventos adversos foi maior nos primeiros 6 meses, após os quais se registou relativamente pouco risco adicional.

Dividimos a LT em faixas de 1000s, e o corte ideal foi determinado utilizando a regressão de Cox e um valor de corte de LT de 3000s foi considerado significativo para a determinação de MACE, tanto aos 6 meses como a 1 ano. A HR mostrou um pequeno aumento com o aumento da LT, e foi de 2,57 com LT>5000s aos 6 meses e 2,08 a 1 ano de seguimento (Fig. 9.6, 9.7).

Também calculámos hazard ratios individuais para morte CV e SCA, e os resultados demonstraram que a LT > 3000s foi um preditor significativo de morte CV aos 6 meses (HR 4,04, IC: 1,3-12,0, P= 0,012), e a 1 ano (HR 3,9, IC: 1,34-11,9, P= 0,013). Com o aumento da LT, não houve aumento significativo no HR. Nosso desfecho primário também incluiu SCA, e LT > 3000s não foi um preditor significativo ou SCA recorrente em 6 meses ou 1 ano. A LT > 5000s foi um preditor significativo de SCA aos 6 meses e a 1 ano (HR - 2,2, IC: 1,09-4,6, P=0,028).

Tabela 6.10: Rácio de risco aos 6 meses e 1 ano de acordo com a LT (segundos)

Valores LT (segundos)	Rácio de risco (intervalo de confiança e valores de P) aos 6 meses	Rácio de risco (Hazard ratio) Intervalo de confiança e valores de P) aos 12 meses
> 1000	1,6 (CI:0,5-2,5, P=0,7)	1,17 (CI: 0,58-2,3, P=0,7)

> 2000	1,8(CI: 0,96-3,5, P=0,06)	1,55 (CI: 0,87-2,7,P= 0,13)
> 3000	2,48 (CI: 1,28-4,8, P= 0,007)	1,85 (CI: 1,01- 3,4,P= 0.046)
> 4000	2.50 (CI: 1.26-5.04, P=0.009)	1,98 (CI: 1,04- 3,76, P= 0.037)
> 5000	2,57 (CI: 1,26-5,2, P=0,009)	2.08 (CI: 1.07-4.01, P=0.02)

Figura 9.6 HR aos 6 meses para morte CV, enfarte do miocárdio não fatal e acidente vascular cerebral por LT (IC apresentado entre parêntesis, *p <0,05) - Uma LT de >3000 s foi identificada como o ponto de corte ideal para prever eventos recorrentes. Acima desse nível de LT, a FC aumentou à medida que o LT aumentou. O intervalo de confiança de 95% é apresentado entre parêntesis.

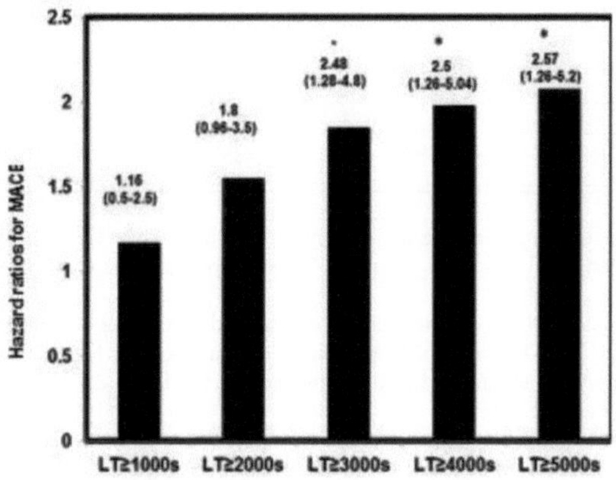

Figura 9.7 HR a 1 ano para morte CV, enfarte do miocárdio não fatal e acidente vascular cerebral por LT (IC entre parêntesis, *p <0,05) - Uma LT de >3000 s foi identificada como o ponto de corte ideal para prever eventos recorrentes. Acima desse nível de LT, a FC aumentou à medida que o LT aumentou. O intervalo de confiança de 95% é apresentado entre parêntesis.

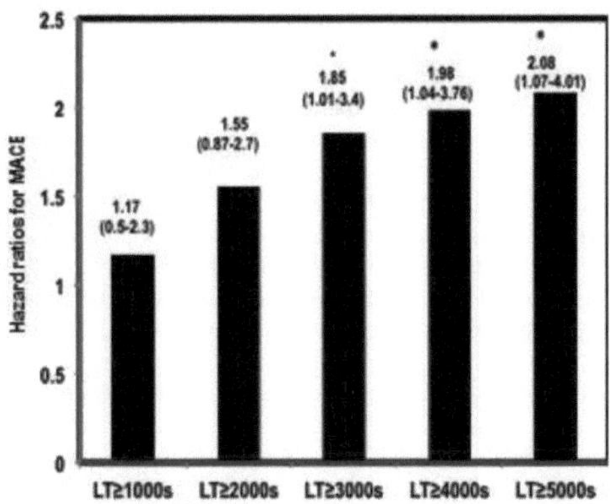

Efeito de outras variáveis na sobrevivência

Utilizando a regressão de Cox, determinámos o efeito de outras variáveis na sobrevivência. As variáveis que mostraram um efeito significativo na sobrevivência aos 6 meses foram a idade, a diabetes mellitus, a DVP, a doença coronária prévia, os nitratos, o IECA, a metformina, a Hb, o Hct e a PCR. Indicadores prognósticos conhecidos como alterações dinâmicas no ECG, biomarcador troponina, fração de ejeção ou gravidade da doença na angiografia coronária não mostraram qualquer relação com MACE (P=NS) neste estudo.

Tabela 6.11: Variável e rácio de risco aos 6 meses e 1 ano. O intervalo de confiança de 95% é apresentado entre parêntesis

Variável	**HR (Intervalo de confiança, valor P)**	**HR (Intervalo de confiança , P**
Idade	HR 1,04 (CI: 1,0-1,08, P=0,004)	HR 1,03 (CI: 1,0-1,05, P=0,02)
Diabetes	HR 2,7 (CI: 1,3-5,5, P=0,004)	HR 2,4 (CI: 1,31-4,6, P= 0,005)
PVD	HR 4,09 (CI:1,2-13,3, P=0,02)	HR 4,5 (CI: 1,6-12,6, P= 0,004)
Nitratos	HR 2,3 (CI: 1,2-4,5, P= 0,012)	HR 2,14 (CI:1,18-3,8, P=0,012)
ACE - I	HR 0,45 (CI: 0,23-0,87,P= 0,018)	HR 0,38 (CI:0,21-0,69, P=0,001)
Metformina	HR 4,2 (CI: 1,7-10,3,P=0,001)	HR 3,1(CI :1,34-7,5, P=0,008)
Hb	HR 0,78 (CI:0,66-09,1, P= 0,003)	HR 0,83 (CI: 0,72-0,97, P= 0,02)
Hct	HR 0,001 (CI: 0,0-0,19, P=0,012)	HR 0,002(CI: 0,0-0,51, P=0,02)
PRC	HR 1,006 (CI: 1,0-1,012, P=0,035)	HR 1,006 (CI: 0,9-1,01, P=0,077)

Todos os dados demográficos dos doentes, caraterísticas, comorbilidades, biomarcadores, ecocardiografia e resultados de angiografia foram interrogados quanto aos efeitos na OT e LT. Apenas se verificou que a estatina tinha um efeito direto no TO, com os doentes sob terapêutica com estatina a apresentarem um TO mais longo (menos trombótico) do que os que não tomavam estatina (439±157 vs. 359±120 s, P=0,02).

De todas as variáveis, apenas a idade se relacionou com a LT, com o aumento da idade relacionado com o aumento da LT (*P=0*,008), embora tenha havido uma tendência para uma relação entre a LT e a troponina (*P=0*,055). Houve uma fraca associação negativa entre OT e LT (r = -0,2, *P=0*,07).

A idade é um fator de risco não modificável para a doença cardíaca e foi associada a MACE aos 6 meses e 1 ano. O HR foi de 1,04 e 1,03, sugerindo que a idade estava linearmente relacionada com os resultados e que as pessoas mais velhas apresentavam um risco mais elevado de eventos cardíacos adversos.

Sabe-se que **a hipercolesterolemia** está associada a inflamação e a um estado pró-trombótico. Sabe-se que os indivíduos hipercolesterolémicos geram maiores quantidades de trombina e, por conseguinte, demonstram uma maior ativação plaquetária. As estatinas reduzem os níveis de colesterol e, por conseguinte, têm a capacidade de reduzir o estado pró-trombótico, reduzindo a quantidade de trombina gerada e, consequentemente, a ativação plaquetária (Davi et al. 1995, Notarbartolo et al. 1995).

As estatinas estimulam a fibrinólise através da inibição do PAI-1 e do aumento dos níveis de tPA. Também ajudam na libertação de NO, melhorando assim a função endotelial. As estatinas também actuam como antitrombóticos, inibindo o ligando CD40 das plaquetas e a produção de trombina mediada pelo CD40L. A PCR estimula a secreção de PAI-1, e as estatinas reduzem os níveis de PCR, resultando na inibição da secreção de PAI-1.

A diabetes mellitus é um indicador de mau prognóstico conhecido dos resultados cardíacos, mas é um fator de risco modificável para a doença coronária. O HR aos 6 meses foi de 2,7 e de 2,4 aos 12 meses, sugerindo que os doentes com SCA com diabetes subjacente apresentavam um risco mais elevado de eventos cardíacos recorrentes. Sabe-se que os doentes diabéticos têm uma fibrinólise diminuída devido ao aumento da expressão de PAI-1 (McGill et al. 1994). Não encontrámos qualquer correlação entre a LT e a diabetes. Isto pode dever-se ao efeito da insulina ou da metformina em doentes diabéticos, uma vez que estes dois fármacos são conhecidos por inibir a atividade do PAI-1 e promover a fibrinólise (Cefalu et al. 2002). **A metformina** é uma biguanida utilizada em doentes com diabetes mellitus tipo 2. Os doentes que tomavam metformina apresentavam HR 4,2 e 3,1 aos 6 meses e 1 ano, respetivamente, o que sugere que a diabetes mal controlada tinha um impacto significativo nos resultados e que estes doentes diabéticos apresentavam um risco mais elevado de um evento adverso. Estudos demonstraram que os doentes diabéticos têm uma fibrinólise diminuída devido a um aumento da expressão do PAI-1 (McGill et al. 1994). A metformina inibe o PAI-1, promovendo assim a fibrinólise. Estudos demonstraram também que um melhor controlo glicémico e metabólico na diabetes inibe a atividade do PAI-1, sugerindo que outros medicamentos antidiabéticos, como as sulfonilureias isoladas ou em combinação com a metformina, têm um papel a desempenhar na promoção da fibrinólise, reduzindo assim a incidência de eventos cardíacos na população diabética (Cefalu et al. 2002). **Os IECA** demonstraram ter um efeito prognóstico benéfico em pacientes que sofreram um IAM, de acordo com os resultados do estudo HOPE. A HR aos 6 meses em doentes medicados com IECA foi de 0,45, e aos 12 meses a HR foi de 0,38, sugerindo que os doentes medicados com IECA estavam significativamente protegidos contra MACE. Sabe-se que a Angiotensina -II aumenta a expressão de PAI-1, que inibe a fibrinólise. A ECA-I inibe a conversão da Angiotensina -1 em Angiotensina-II, promovendo assim a fibrinólise. A inibição da fibrinólise resulta na redução da produção de óxido nítrico, causando disfunção endotelial com predisposição para a aterosclerose. Este efeito da ECA-I pode explicar a utilização da ECA-I em doentes com doença coronária, reduzindo o risco de acontecimentos cardiovasculares adversos (Vaughan et al. 1998).

Os nitratos são geralmente utilizados em doentes cardíacos com dor de tipo angina contínua com doença arterial coronária residual. Após um episódio de enfarte do miocárdio, são utilizados não só para controlar os sintomas de angina, mas também pelo seu efeito como vasodilatador. Aos 6 meses, os doentes que tomavam nitratos tinham uma FC de 2,3 e de 2,14 aos 12 meses, o que sugere que tinham um risco mais elevado de um evento, provavelmente devido à doença arterial coronária residual subjacente. As preparações intravenosas de dinitrato de isossorbida demonstraram ter um efeito na redução dos agregados plaquetários em doses baixas, utilizando o teste de filtragometria. A filtragometria utiliza sangue retirado de uma veia antecubital e mede a quantidade de agregação plaquetária. Não foi observado qualquer efeito significativo com a preparação oral do medicamento. Foi também observado um ligeiro aumento do t-PA e uma inibição do PAI-1, mas não foi observado qualquer efeito significativo quando comparado com o grupo de controlo**.** Os nitratos também libertam óxido nítrico que promove a função endotelial, o que pode desempenhar um papel na fibrinólise e exercer um efeito positivo na redução do potencial trombogénico na doença coronária (Wallen et al. 1993).

Os doentes com **DVP** subjacente apresentaram uma relação significativa com os resultados. O HR foi de 4,09 aos 6 meses e de 4,5 aos 12 meses, sugerindo que a aterosclerose em mais do que um território foi um preditor significativo de resultados adversos.

Vários estudos demonstraram que **a anemia** é um importante preditor independente de morbidade e mortalidade após um IAM (Anker et al. 2009). Observou-se que os pacientes com níveis mais altos de hemoglobina têm um efeito protetor contra o MACE, e o HR foi de 0,78 e 0,83 aos 6 meses e 1 ano, respetivamente. Da mesma forma, valores elevados de hematócrito demonstraram um efeito benéfico com HR 0,001 e 0,002 aos 6 meses e 1 ano, respetivamente.

A proteína C reactiva é um marcador inflamatório agudo e níveis elevados estão associados a piores resultados no IAM. Um HR de 1,006 foi considerado significativo aos 6 meses, sugerindo que níveis elevados de PCR estavam associados a um aumento de MACE.

O consumo de cigarros causa disfunção endotelial ao inibir a libertação de t-PA induzida pela substância P e ao aumentar a atividade do PAI-1 nos seres humanos. Isto resulta numa diminuição da atividade fibrinolítica e aumenta o risco de trombose (Simpson et al. 1997). Os dados de outro pequeno estudo (Ikarugi et al. 2003) compararam 11 idosos fumadores com 21 idosos não fumadores (53-80 anos) e demonstraram que a lise endógena nos idosos fumadores era prejudicada (LT: 5407 vs. 4147, p<0,001). Isto pode ser parcialmente explicado pela disfunção endotelial devida ao tabagismo em pessoas idosas, mas o pequeno tamanho da amostra torna extremamente difícil interpretar estes resultados. A disfunção endotelial pode ser acelerada nos fumadores idosos devido à exposição prolongada ao produto do fumo. No entanto, tal mecanismo não pode ser demonstrado no GTT atualmente utilizado ou noutros sistemas de testes de função plaquetária in vitro, onde o endotélio não está presente. No nosso estudo, não encontrámos uma associação entre a diminuição da fibrinólise e o tabagismo. Isto pode dever-se, em parte, ao facto de os doentes rotulados como fumadores terem sido amostrados, em média, 5 dias após a admissão, período durante o qual quase universalmente se abstiveram de fumar no hospital. Por conseguinte, o efeito do tabagismo na TL pode estar subestimado devido à amostragem tardia após a admissão.

Todos os doentes admitidos no hospital com SCA foram incluídos numa amostra com uma duração média de 5±3 dias após a admissão. Uma vez que não era permitido fumar nas instalações do hospital, todos estes doentes tiveram de se abster de fumar no hospital. Assim, o efeito do tabagismo na TL pode estar atenuado devido à amostragem tardia após a admissão.

Comparação da função plaquetária em SCA, SA e Saudável Voluntários

Havia 75 pacientes com angina estável, dos quais 72% eram homens e 28% mulheres, e a idade média era de 66 anos (variando de 40 a 85 anos). 20% tinham antecedentes subjacentes de diabetes controlada por dieta, 64% eram hipertensos, 10,7% tinham doença renal crónica, 10,7% tinham doença vascular periférica e 5,3% tinham antecedentes de acidente vascular cerebral. 16% dos doentes com angina estável eram fumadores actuais. 93,3% destes doentes estavam a tomar uma estatina, 82,7% estavam a tomar inibidores da ECA, 70,7% estavam a tomar um bloqueador beta, 37,8% estavam a fazer terapêutica com nitratos e 76% dos doentes tinham feito ICP no ano anterior.

A média da OT em doentes com angina estável (n=75) foi de 458,39s (intervalo 100-752s) (Fig. 10.1). Já determinámos anteriormente que a média da OT na população normal (n=100) foi de 377,80s (variação 109-674s), sendo a OT uma variável normalmente distribuída. Nos doentes com SCA (n=300), a média da OT foi de 428,03s (variação 29-998s). A comparação da OT entre as três populações foi realizada e observou-se uma diferença significativa entre os pacientes com SA e SCA em relação aos voluntários sadios (Fig. 10.2). Utilizando a Anova, a média da OT dos voluntários saudáveis foi significativamente inferior à do grupo com SA ou SCA (p=0,001). Utilizando a correção post hoc de Bonferroni para testes múltiplos, verificámos que a média da OT dos voluntários saudáveis diferia significativamente das médias dos doentes com SA (p = 0,001) e dos doentes com SCA (p = 0,007). Não foi observada diferença significativa entre a OT no grupo SA em comparação com o grupo ACS (p=0,292).

Anteriormente, também determinámos que a LT estava distorcida nos voluntários saudáveis e na população com SCA. Como tal, a mediana da LT foi comparada entre voluntários saudáveis, doentes com SA e doentes com SCA. Para os voluntários saudáveis, a mediana da LT foi de 1052s (IC 95%: 978-1125), para a SA foi de 1243s (IC 95%: 1076-1425) (Fig. 10.3) e para a ACS foi de 1353s (12281504). Utilizando o teste de Mann-Whitney, foi registada uma diferença significativa nas medições de LT entre voluntários saudáveis e doentes com SA (p<0,001) e entre voluntários saudáveis e doentes com SCA (p<0,001). Não houve diferença significativa na LT entre pacientes com SA e pacientes com SCA (p=0,173) (Fig. 10.4). 9,3% dos doentes com SA tinham LT>3000s, em comparação com 23% dos doentes com SCA, e em 5,3% dos doentes com SA a LT foi significativamente prolongada em LT 6000s.

Todos os dados demográficos, caraterísticas, comorbilidades, biomarcadores e medicamentos dos doentes foram analisados quanto aos efeitos no TO e na LT no grupo SA. Nenhuma das variáveis teve qualquer efeito significativo sobre a TO ou a LT. Este facto pode dever-se à pequena dimensão da amostra deste grupo; estudos maiores ajudarão a determinar o efeito destas variáveis em doentes com SA.

Figura 10.1: OT em pacientes com angina estável

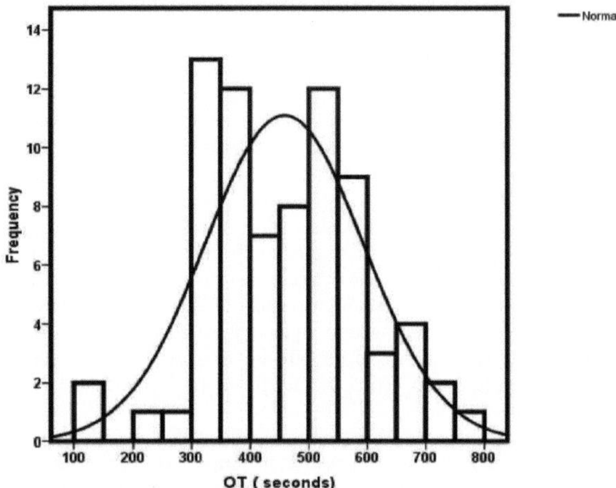

Figura 10.2: Gráfico de caixa comparando o OT mínimo, máximo e mediano em voluntários saudáveis, pacientes com angina estável e pacientes com SCA. A média de OT para voluntários saudáveis diferiu significativamente das médias de SA (p = 0,001) e SCA (p = 0,007) Não foi observada diferença significativa entre OT no grupo SA comparado com o grupo SCA (p = 0,292).

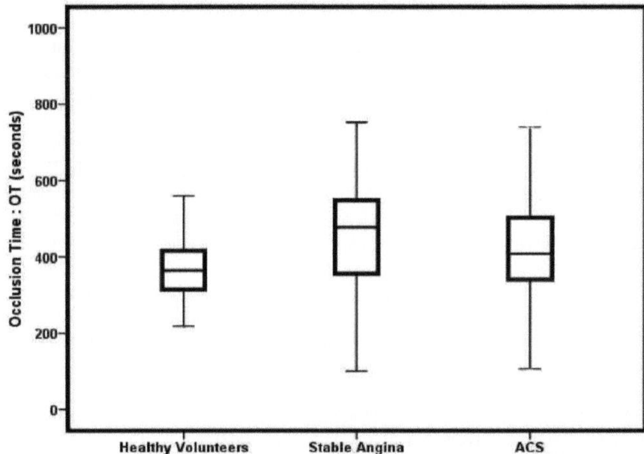

Figura 10.3: LT em doentes com angina estável

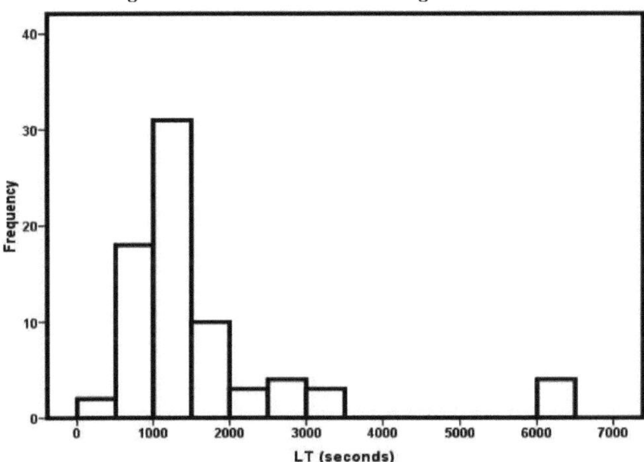

***Figura 10.4:** Box plot comparando os valores mínimos, máximos e medianos de LT em voluntários saudáveis, pacientes com angina estável e pacientes com SCA. Observou-se diferença significativa nas medidas de LT entre voluntários saudáveis e pacientes com SA (p<0,001), e entre voluntários saudáveis e pacientes com SCA (p<0,001). Não houve diferença significativa na LT entre pacientes com SA e pacientes com SCA (p = 0,173)*

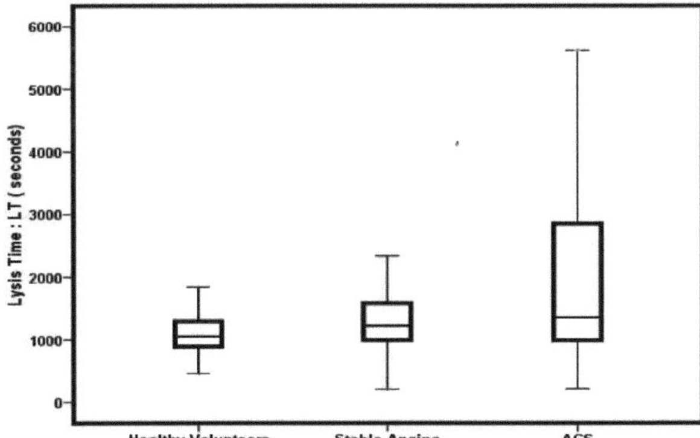

Função plaquetária utilizando o GTT e o ensaio Verify now em doentes com SCA

Numa coorte de 71 doentes com SCA, avaliámos o estado trombótico utilizando o GTT e o ensaio Verify now. Usando um corte de OT < 200s para significar estado pró-trombótico, nenhum paciente foi considerado pró-trombótico neste pequeno subgrupo de 71 pacientes. Já mencionámos anteriormente que a OT não foi um preditor de MACE, e os agentes antiplaquetários prolongaram a OT. Utilizando o ponto de corte PRU > 240, 14% dos doentes com SCA foram considerados pró-trombóticos. Não foi observada uma correlação significativa entre a OT ou a LT e a PRU (OT e PRU: rho = -,08, p=0,49) (Fig. 11.1). Usando a regressão de Cox, PRU > 240 foi um preditor significativo de MACE aos 6 meses (HR: 4,7, 95% CI: 1,12-19,7, p =0,034) (Fig. 11.2) e mostrou uma tendência a 1 ano (HR: 3,8, 95% CI: 0,96-15,4, p=0,057) (Fig. 11.3). Dos 71 doentes, 10 (14%) tiveram um evento cardíaco adverso, que incluiu 4 (5,6%) mortes e 6 (8,4%) SCA. O tempo médio para o evento foi de 120 ± 65 dias.

***Figura 11.1:** Gráfico de dispersão que demonstra a ausência de correlação entre o GTT OT e a PRU*

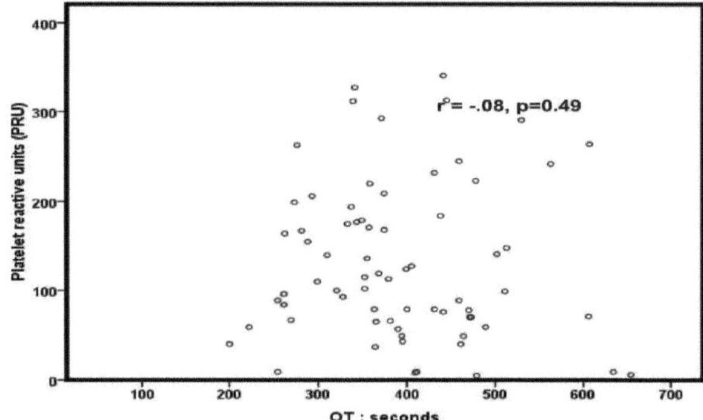

Figura 11.2 Curva de Kaplan-Meier que demonstra a probabilidade de sobrevivência livre de eventos utilizando o ensaio Verify Now aos 6 meses. Utilizando a regressão de Cox, PRU > 240 foi um fator de previsão significativo de MACE aos 6 meses (HR: 4,7, 95% CI: 1,12-19,7, p =0,034).

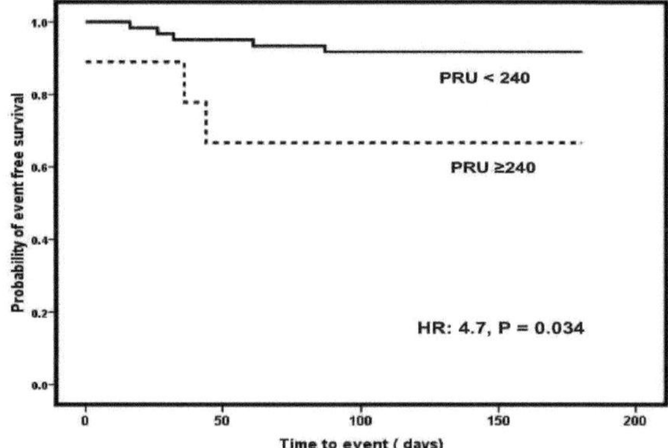

Figura 11.3 Curva de Kaplan-Meier que demonstra a probabilidade de sobrevivência sem eventos utilizando o ensaio Verify Now ao fim de 1 ano. Utilizando a regressão de Cox, PRU > 240 mostrou uma tendência a 1 ano (HR: 3,8, 95% CI: 0,96-15,4, p=0,057).

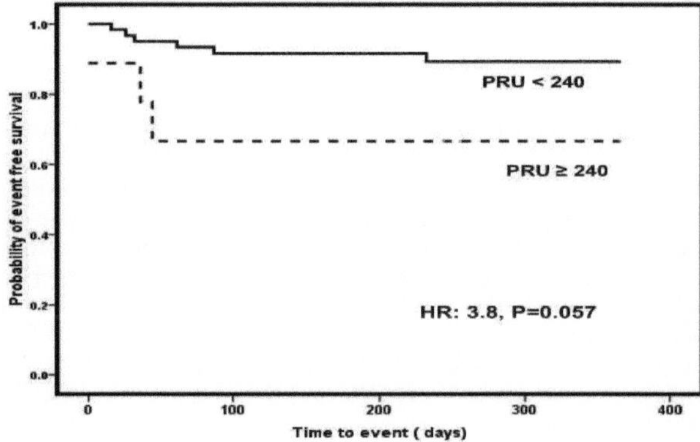

Discussão, limitações e conclusões

Este estudo demonstra que os doentes com SCA continuam a registar eventos trombóticos recorrentes apesar de estarem sob terapêutica antiplaquetária dupla. Este facto pode ser secundário a uma não resposta ou resistência aos medicamentos antiplaquetários, ou devido a uma trombólise endógena deficiente. A OT em doentes com SCA foi significativamente prolongada quando comparada com voluntários saudáveis, sugerindo que a Aspirina e o Clopidogrel tiveram um efeito no prolongamento da OT. No entanto, não foi possível demonstrar qualquer associação significativa entre a OT e o MACE na população com SCA. Como os pacientes foram amostrados 5 ± 3 dias após a admissão, é possível que a concentração de estado estacionário dos agentes antiplaquetários não tenha sido alcançada, e daí a falta de associação entre OT e MACE. É também possível que a heparina ligada às plaquetas tenha interferido com os resultados do GTT, apesar de todos os doentes terem sido amostrados pelo menos 48 horas após a última dose de HBPM, altura em que a heparina deveria ter sido completamente eliminada da circulação (Collignon et al. 1995).

Foi registada uma associação significativa entre a LT e o MACE. A LT>3000s foi considerada um preditor significativo de MACE tanto aos 6 meses como a 1 ano. Foi também um preditor significativo de morte CV, e LT>5000s foi demonstrado como preditor de recorrência de enfarte não fatal tanto aos 6 meses como a 1 ano. O estudo registou apenas 2 acidentes vasculares cerebrais, pelo que não foi possível demonstrar qualquer associação significativa entre a LL e o AVC na nossa população. Num estudo de 585 doentes com enfarte com supradesnivelamento do segmento ST, a reperfusão espontânea electrocardiográfica ou angiográfica foi observada em 14,9% e 14,7%, respetivamente. Aqueles com reperfusão espontânea apresentaram menor mortalidade, menor composto de morte/choque/insuficiência cardíaca congestiva, e redução significativa de morte ou reinfarto (Bainey et al. 2008). Noutro estudo de 710 doentes com enfarte do miocárdio com supradesnivelamento do segmento ST submetidos a revascularização coronária percutânea, a reperfusão espontânea foi observada em 22% dos doentes e, aos 30 dias, foi associada a uma incidência significativamente menor de morte, insuficiência cardíaca congestiva e SCA recorrente (Fefer et al. 2009). Grandes estudos prospectivos forneceram evidências de uma associação estatisticamente significativa entre a inibição da fibrinólise, indicada por níveis aumentados de marcadores de inibição da fibrinólise, tais como o ativador do plasminogénio de tipo tecidular, o inibidor do ativador do plasminogénio, o inibidor da fibrinólise ativável pela trombina, o complexo plasmina-antiplasmina, a lipoproteína (a), e um risco aumentado de enfarte recorrente ou morte súbita cardíaca (Christ et al. 2005, Katsaros et al. 2008, Morange et al. 2007, Soeki et al. 2002, Tregouet et al. 2009). No entanto, a análise multivariada das concentrações plasmáticas medidas por estes marcadores de fibrinólise mostrou um valor prognóstico fraco ou nulo destes testes.

Dos vários ensaios de lise global do coágulo descritos nos últimos anos, escolhemos a técnica GTT, que tem a vantagem de medir a trombólise em vez da lise do coágulo. Embora mereça confirmação prospetiva adicional, os nossos resultados sugerem uma forte associação entre trombólise espontânea deficiente e MACE. Um estudo muito recente envolvendo 335 jovens sobreviventes de uma primeira trombose arterial relatou que um baixo potencial fibrinolítico plasmático, medido pela LT do coágulo, e encontrado em 10% da população, estava associado a um aumento de 2 vezes no risco relativo de trombose arterial (Guimarães et al. 2009). Os nossos resultados mostram que, em doentes com SCA, o aumento do risco associado a uma lise deficiente pode ser ainda maior.

A principal limitação do nosso estudo é o facto de os doentes só terem sido amostrados uma vez durante a admissão indexada, geralmente após a estabilização da terapêutica médica. Há evidências de que os efeitos antiplaquetários da aspirina (Undas et al. 2007) e do clopidogrel (Dangas et al. 2009) são dose-dependentes. Quando medimos a reatividade plaquetária em doentes sob o efeito da dose de carga de 300 mg de aspirina e 300 mg de clopidogrel, essas medições não reflectem necessariamente a função plaquetária em estado estacionário durante as doses de manutenção de 75 mg/dia.

Em segundo lugar, a heparina administrada imediatamente após a admissão pode ter interferido com a medição do GTT. A OT GTT é determinada não só pela taxa de agregação plaquetária, mas também pela formação e efeito da trombina, gerada pelas plaquetas activadas. Com base em dados publicados sobre a meia-vida plasmática da heparina, na altura da amostragem, não previmos qualquer interferência da heparina no teste. No entanto, existem algumas provas de que a heparina se liga às plaquetas (Horne et al. 1989) e que essa heparina ligada à membrana pode afetar o comportamento das plaquetas durante períodos muito mais longos. Com o seu forte efeito antitrombina (De Candia et al. 1999), esta heparina ligada às plaquetas pode ter interferido com as nossas medições GTT. Se a amostragem tivesse sido efectuada cerca de 10 dias após a admissão, quando os doentes estavam a tomar doses de manutenção de fármacos antiplaquetários e também a interferência da heparina poderia ter sido excluída, é possível que a reatividade plaquetária pudesse ter sido preditiva de MACE e a trombólise prejudicada poderia ter sido ainda mais preditiva de eventos futuros. Além disso, permanece desconhecido se a trombólise prejudicada fazia parte de uma resposta de fase aguda ou se reflecte um comprometimento crónico da trombólise que influencia o resultado tardio. Não foi investigada a possível variação diurna da LT. São necessários mais estudos para investigar o efeito da medicação no estado trombolítico, tanto no estado agudo como no estado crónico.

A comparação dos resultados da OT e LT em voluntários saudáveis, doentes com SA e SCA demonstrou uma OT significativamente prolongada em doentes com SA e SCA em comparação com voluntários normais. Isto sugere que a medicação antiplaquetária dupla normaliza a reatividade plaquetária em doentes com doença coronária e tem um efeito benéfico no estado trombótico do doente ao prolongar o tempo para a formação de trombos. Em capítulos anteriores, tanto a Aspirina como o Clopidogrel demonstraram um prolongamento significativo do TP em voluntários saudáveis. Não foi observada qualquer diferença significativa no estado protrombótico entre os doentes com SA e os doentes com SCA, apesar de estes últimos serem considerados mais protrombóticos.

Como mencionado anteriormente, os pacientes com SCA foram amostrados pelo menos 48 horas após a interrupção da heparina, mas o uso de heparina durante a fase aguda da admissão pode ser considerado uma limitação e, portanto, pode não ter demonstrado qualquer diferença significativa no estado pró-trombótico nos dois grupos.

O LT foi significativamente prolongado nos doentes com SA e SCA em comparação com os voluntários saudáveis, sugerindo que os doentes com doença arterial coronária subjacente tinham uma atividade trombolítica endógena diminuída. Apesar de não se ter registado um prolongamento significativo do tempo de latência nos doentes com SCA em comparação com os doentes com SA, 23% dos doentes com SCA tinham um tempo de latência superior a 3000s em comparação com 9,3% dos doentes com SA.

Não se registou uma diferença significativa na LT entre os doentes com SA e SCA. Este facto pode dever-se à reduzida dimensão da amostra ou à diferença nas caraterísticas das diferentes populações. Os voluntários saudáveis não tinham antecedentes médicos subjacentes e não tomavam qualquer medicação, ao passo que os doentes com SA e SCA tinham factores de risco subjacentes e tomavam uma grande variedade de medicamentos. No entanto, como estudo piloto, foram feitas algumas observações e diferenças significativas no estado trombótico e trombolítico destes doentes; estudos maiores em coortes homogéneas ajudarão a compreender melhor estas diferenças.

Os dados sugerem que a extensão e a gravidade do ateroma coronário não predizem o desenvolvimento subsequente de uma placa coronária instável. Níveis elevados de citocinas pró-inflamatórias e vWF foram demonstrados na SCA, e predispõem à formação de trombos. Estudos sugerem um aumento dos níveis plasmáticos circulantes de citocinas pró-inflamatórias em pacientes com SA e SCA. Os resultados de um pequeno estudo de Simon et al (Simon et al. 2000) sugerem que tanto a Interleucina-1beta como a Interleucina-6 estão elevadas na SCA e contribuem para o aumento da protrombogenecidade nestes doentes. O vWF é uma glicoproteína e desempenha um papel importante na agregação plaquetária e na formação de trombos, e níveis elevados são um importante preditor de eventos cardíacos adversos. Outro pequeno estudo de Figueras et al (Figueras et al.2000) investigou diferenças na geração de trombina e potencial fibrinolítico em pacientes com AI e IAM, e demonstrou níveis elevados de complexo trombina-antitrombina, D-dímero e fibrinogénio durante a fase aguda da doença. Esses e outros biomarcadores não foram investigados em nosso estudo, e, portanto, permanecem como uma limitação para análises futuras.

No subgrupo de 71 doentes com SCA, não foi observada uma correlação significativa entre o GTT e o ensaio Verify Now. O Verify Now foi um preditor significativo de MACE aos 6 meses, o que foi demonstrado no ensaio ARMYDA-Pro e em vários outros estudos.

O estudo ARCTIC randomizou 2440 doentes submetidos a ICP para terapêutica antiplaquetária convencional e ajuste de dose, ou para uma estratégia de monitorização da função plaquetária utilizando o ensaio Verify Now. A dose de antiplaquetários foi aumentada nos doentes que demonstraram uma má resposta ao fármaco. A inibição plaquetária foi medida no laboratório de cateterismo cardíaco antes da colocação do stent e em ambulatório 2 a 4 semanas depois. O ponto final primário do estudo foi a combinação de morte, enfarte do miocárdio, trombose do stent, acidente vascular cerebral ou revascularização urgente 1 ano após a implantação do stent. 34,5% dos pacientes que estavam a tomar clopidogrel e 7,6% dos pacientes que estavam a tomar aspirina demonstraram uma fraca inibição plaquetária e tiveram de receber mais bólus do fármaco ou foram-lhes administrados medicamentos alternativos como o prasugrel ou inibidores da GpIIb/IIIa durante a intervenção. Não houve diferença significativa no endpoint primário no grupo de monitorização ou no grupo convencional (34,6% vs. 31,1%, HR 1,13, IC 0,98 a 1,29; P=0,10), sugerindo que não houve melhoria nos resultados clínicos utilizando este teste no local de tratamento (Collet et al. 2012). O subestudo Trilogy ACS utilizou o ensaio Verify now para comparar a reatividade plaquetária entre o clopidogrel e o prasugrel, em 2564 doentes com NSTEMI tratados clinicamente sem qualquer intervenção. Embora os doentes a tomar prasugrel tenham demonstrado uma menor reatividade plaquetária, tal não se traduziu em melhores resultados clínicos (17,2% vs. 18,9%, p= 0,29) (Gurbel et al. 2012).

O GTT OT não foi um preditor de MACE neste estudo. Já mencionámos anteriormente que todos os doentes com SCA estavam sob dupla medicação antiplaquetária, o que pode ter normalizado a reatividade plaquetária, e é possível que tenha havido formação de complexo heparina-plaquetas, apesar de os doentes terem sido amostrados 48 horas após a descontinuação da heparina.

Já mencionámos anteriormente as limitações dos testes de função plaquetária atualmente disponíveis, incluindo o ensaio Verify now no Capítulo 1. O ensaio Verify now é um dispositivo de deteção ótica baseado em turbidometria que mede a agregação induzida por plaquetas num sistema que contém esferas revestidas de fibrinogénio. O instrumento mede as alterações na transmissão da luz, medindo assim a taxa de agregação no sangue total. No cartucho do ensaio VerifyNow P2Y12, existe um canal no qual é medida a inibição do recetor P2Y12. Este canal contém ADP como agonista plaquetário e prosta-glandina E1 como supressor dos níveis de cálcio livre intracelular, reduzindo assim a contribuição não específica do ADP. Utilizando o ensaio Verify now, a amostra de sangue recolhida é testada entre 10 minutos e 4 horas após a recolha e, durante este período, verificam-se alterações no comportamento das plaquetas. O efeito da tensão de cisalhamento e da trombina não é medido no ensaio Verify now, uma vez que este utiliza sangue citratado e os baixos níveis de cálcio resultam numa agregação plaquetária subóptima. Pelo contrário, o GTT é efectuado em sangue nativo imediatamente após a colheita; é induzido por cisalhamento e, como não utiliza sangue citratado, é capaz de avaliar o efeito da trombina na trombose. Apesar de tanto a OT como a PRU serem processos induzidos por plaquetas, o mecanismo de ação destes dois testes varia significativamente, não tendo sido observada uma correlação significativa entre a OT e os níveis de Verify now PRU no nosso estudo. Estes resultados podem ser atribuídos à pequena dimensão da amostra ou à variabilidade do teste.

Discussão, investigação futura e limitações do estudo

Discussão geral

Este é o primeiro conjunto de estudos a demonstrar uma relação significativa entre a trombólise endógena deficiente e os resultados cardíacos adversos em doentes com SCA. Os resultados deste estudo sugerem que a trombólise endógena deficiente é um preditor independente de eventos cardíacos, e a investigação futura, com ênfase na modulação da trombólise endógena, quer através do controlo de factores de risco relevantes, quer através de medidas farmacológicas, poderá revelar-se de grande benefício. Atualmente, não existe um biomarcador fiável para determinar a eficácia do sistema trombolítico endógeno e não existe evidência suficiente para determinar o papel dos fármacos no sistema fibrinolítico endógeno. Outra limitação tem sido a ausência de qualquer teste de função plaquetária que possa medir a trombólise endógena, mas a utilização do GTT neste estudo fornece uma visão valiosa sobre a utilização de um novo teste no local de tratamento que pode ajudar na determinação da eficácia do sistema trombolítico endógeno.

Nos estudos acima referidos, demonstrámos que os novos testes de função plaquetária são capazes de determinar o estado trombótico e trombolítico em várias populações. Estes e outros novos testes podem ajudar-nos a determinar o efeito dos medicamentos e a compreender a magnitude da resistência em populações saudáveis e doentes.

Tanto a OT como a LT estavam significativamente aumentadas em voluntários japoneses saudáveis em comparação com voluntários ocidentais saudáveis, sugerindo que a etnia e outros factores genéticos e ambientais desempenham um papel importante na formação de trombos. Os japoneses têm um risco menor de doença arterial coronária, mas um risco maior de acidentes vasculares cerebrais hemorrágicos, e a OT e LT prolongadas na população japonesa apoiariam estes resultados.

Em 300 doentes com SCA, foi avaliado o estado trombótico e trombolítico. Todos os doentes estavam sob terapêutica antiplaquetária dupla e a média de OT nestes doentes foi significativamente superior à da população normal. Uma proporção significativa destes doentes teve eventos cardíacos recorrentes após a admissão índice, sugerindo que podem ser resistentes aos efeitos da aspirina, do clopidogrel ou de ambos. Utilizando determinadas modificações, demonstrámos que o ADP e a trombina são mediadores importantes da trombose e que pode ser possível identificar os doentes que não respondem ao clopidogrel, o que nos permite aumentar a dose ou mudar estes doentes para agentes antiplaquetários alternativos. São necessários mais estudos de grande dimensão para nos ajudar a compreender e determinar a extensão da resistência ao clopidogrel em diferentes populações de doentes, de modo a melhorar os resultados clínicos.

O tempo de latência fornece-nos uma medida da trombólise endógena. O tempo de vida foi significativamente mais longo na população com SCA em comparação com voluntários saudáveis, o que sugere um maior risco de eventos cardíacos adversos. Os voluntários saudáveis apresentaram LT significativamente mais curtos, sugerindo que tinham um sistema lítico endógeno funcional. O clopidogrel não demonstrou qualquer efeito significativo sobre os LT em voluntários saudáveis ou em doentes com angina estável, sugerindo que não afecta a via fibrinolítica. Por outro lado, a aspirina demonstrou um efeito moderado na LT em doentes com SA, sugerindo que poderia ter um efeito benéfico no sistema fibrinolítico endógeno. Para estudar as propriedades fibrinolíticas da aspirina, são necessários estudos mais alargados que utilizem a aspirina em diferentes doses e em diferentes subgrupos de doentes.

Dados de vários estudos sugerem que a trombólise endógena pode ser um importante preditor de eventos cardíacos adversos. No estudo ASSENT-4 PCI (Bainey et al. 2008), numa coorte de 585 pacientes admitidos com STEMI, a reperfusão espontânea foi avaliada antes da PCI usando ECG ou resultado angiográfico. 14,9% demonstraram resolução do segmento ST, e 14,7% demonstraram fluxo TIMI 3 da artéria culpada, sugerindo reperfusão espontânea. Foi observada uma redução significativa de morte CV ou reinfarto no grupo de resolução do ECG. No estudo Acute Coronary Syndrome Israeli Survey (ACSIS), 710 pacientes admitidos com um STEMI foram avaliados para SR durante a sua admissão (Fefer et al. 2009). A RS foi definida como uma redução superior a 70% da elevação do ST e da dor torácica. 22% dos pacientes demonstraram evidência de RS, e foram tratados de forma conservadora na fase aguda inicial, com alguns pacientes necessitando de ICP. 78% dos pacientes que não demonstraram qualquer resolução significativa do segmento ST foram submetidos a ICP primária. O desfecho adverso aos 30 dias foi significativamente menor no grupo SR, e foi um composto de morte CV, insuficiência cardíaca congestiva e SCA recorrente. Fornitz et al demonstraram a importância dos níveis de marcadores fibrinolíticos como PAI-1, tPA e fator de crescimento derivado de plaquetas (PDGF) em doentes com doença arterial coronária pré e pós ICP. 19 pacientes foram incluídos neste estudo e acompanhados por 6 meses. Sete pacientes apresentaram reestenose instantânea e demonstraram valores mais altos de PAI-1 e mais baixos de t-PA (Fornitz et al.2001). Num estudo com 106 doentes (Soeki et al.2002), os doentes com EAM que tiveram recorrência de EAM ou morte CV ao longo de 4 anos tinham níveis de t-PA mais elevados em comparação com os controlos na fase subaguda do EAM, sugerindo que níveis elevados de t-PA eram um preditor significativo de eventos cardíacos (P<0,01). Outro estudo de Christ et al. demonstrou uma elevação significativa dos níveis de PAI-1 e t-PA em pacientes submetidos a ICP (Christ et al. 2005). Em pacientes em tratamento com

A ticlopidina, atenuou o aumento do PAI-1 nas primeiras 24 horas e foi significativamente preditiva de ISR. Noutro estudo de 75 doentes submetidos a ICP (Katsaros et al. 2008), os níveis de PAI-1 foram medidos antes e depois da ICP com um stent eluidor de fármaco. 16% dos doentes apresentavam ISR aos 6-8 meses após a ICP, e os seus níveis de PAI-1 antes da ICP eram significativamente mais baixos do que os do grupo de doentes sem ISR. Num estudo caso-controlo da coorte Cardiovascular Health Study (Cushman et al. 1999), foram incluídos 5201 indivíduos com idade *superior a 65* anos e estudados marcadores fibrinolíticos como PAI-1, D-dímero e PAP. Todos os 146 casos não eram conhecidos por sofrerem de doença coronária subjacente e desenvolveram enfarte subsequente, angina ou morte CV durante o período de acompanhamento. Os níveis de D-dímero e PAP foram independentemente associados ao aumento do risco de enfarte do miocárdio ou morte coronária. Não se registou uma correlação significativa entre o PAI-1 e os eventos cardíacos. O estudo Atherogene demonstrou uma correlação significativa entre os níveis de TAFI ativado e o risco futuro de eventos cardíacos em 1668 doentes com doença arterial coronária comprovada angiograficamente (Tregouet et al.2009).

Por fim, comparámos a OT do GTT com a PRU do ensaio Verify Now e não foi observada uma correlação significativa entre os resultados dos dois testes. Os estudos que compararam a reatividade plaquetária elevada utilizando o ensaio Verify Now com o LTA, que é considerado o teste padrão de ouro, mostraram uma correlação modesta a fraca. Num estudo de Gaglia et al., 200 doentes a tomar Clopidogrel submetidos a ICP foram testados utilizando o ensaio Verify Now, LTA e VASP (Gaglia et al. 2011). A incidência de reatividade plaquetária elevada durante o tratamento foi de 27,3% com o Verify Now, 39,3% com o VASP, e 23,1% e 16,2% com o LTA ADP 5 LIM e 20 LIM, respetivamente (rho= 0,60-0,86, p<0,001). Noutro estudo com 222 doentes submetidos a ICP (Ko et al.

2011), o ensaio Verify Now foi comparado com a agregometria plaquetária de eléctrodos múltiplos (MEA). Foram observadas correlações fracas entre os dois testes, tanto na reatividade plaquetária induzida pelo ácido araquidónico (Spearman r = 0,189, p = 0,006) como na reatividade plaquetária induzida pelo ADP (rho = 0,390, p < 0,001). Pelo contrário, num estudo com 801 doentes cardíacos de alto risco (Paniccia et al. 2010), a MEA apresentou uma correlação significativa com o ensaio Verify Now (rho = 0,62, p < 0,0001).

Em resumo, a trombólise endógena tem sido uma entidade negligenciada, possivelmente porque não existe um marcador fiável de fibrinólise e, até recentemente, não existia nenhum teste disponível para medir o potencial trombolítico endógeno de um doente. Este estudo demonstrou claramente que a trombólise endógena é um novo e importante preditor independente de eventos cardíacos adversos. É necessário canalizar recursos para estudar mais aprofundadamente esta entidade, de modo a permitir-nos controlar e melhorar a atividade fibrinolítica endógena e os resultados em doentes com doença arterial coronária (Saraf et al.2010).

Investigação futura: Marcadores fibrinolíticos e modulação terapêutica da fibrinólise

O PAI-1 e a ativação do plasminogénio desempenham um papel importante na fibrinólise. A trombólise espontânea tem sido uma entidade negligenciada, e não há muitos dados disponíveis sobre a modulação terapêutica da fibrinólise. O bloqueio da atividade do PAI-1 parece ser a abordagem mais viável para aumentar a lise, e a utilização de anticorpos contra o PAI-1 e de péptidos que inibem a produção ou a atividade do PAI-1 pode revelar-se benéfica no controlo da formação de trombos. Em modelos animais, a utilização de anticorpos monoclonais PAI-1 demonstrou inibir a formação de trombos (Biemond et al. 1995). O t-PA ativa a fibrinólise e o aumento da libertação de t-PA das células endoteliais melhoraria a atividade trombolítica endógena. As células endoteliais libertam óxido nítrico com a ajuda da óxido nítrico sintase e melhoram a fibrinólise. Foram demonstrados vários factores que melhoram a expressão da NO sintase e aumentam a atividade do t-PA. Estes incluem o Fator 2 semelhante a Kruppel (KLF2) (Lin et al. 2005), o dipiridamol (Kim et al. 2005) e o ácido all-trans retinóico (ATRA) (Marchetti et al. 2003). O KLF2 inibe a expressão do PAI-1 e o ATRA e o Dipiridamol inibem a atividade do PAI sem alterar a expressão.

As células progenitoras endoteliais (EPC) restauram o endotélio vascular, aumentando a libertação de óxido nítrico, e demonstraram melhorar a fibrinólise e reduzir a atividade trombótica (Ozuyaman et al. 2005). A pitavastatina é uma estatina em desenvolvimento, que reduz o antigénio e a atividade do PAI-1 e reduz a atividade trombótica (Markle et al. 2003).

A procarboxipeptidase B (CPB) encontra-se no plasma e é convertida pela trombina na sua forma ativa que inibe a fibrinólise. Estão a ser desenvolvidos inibidores da CPB, que podem ser utilizados como alvo para melhorar a fibrinólise a longo prazo (Suzuki et al. 2004).

Limitações do estudo

Amostragem durante a admissão indexada após Aspirina 300 mg e Clopiodgrel 300 mg

Todos os doentes foram amostrados durante o internamento índice, com uma média de 5±3 dias (média ± DP). Todos os doentes tinham recebido uma dose de carga de aspirina 300 mg e clopidogrel 300 mg e estavam a tomar uma dose de manutenção de aspirina 75 mg e clopidogrel 75 mg. Como a reatividade plaquetária é dependente da dose, é difícil prever o efeito no estado trombótico com doses variáveis de aspirina e clopidogrel. Também é possível que a concentração de estado estacionário do medicamento não tenha sido totalmente atingida durante o período de amostragem. No nosso estudo, nenhum destes doentes foi objeto de amostragem durante os internamentos subsequentes relacionados com problemas cardíacos. A reamostragem após o momento do evento índice poderia ter dado uma melhor ideia do estado trombótico e trombolítico prejudicado, ajudando-nos a compreender mais detalhadamente os efeitos dos tempos de oclusão e lise prejudicados.

Tal como referido, todos os doentes foram objeto de amostragem durante a sua admissão na fase aguda de uma resposta inflamatória. É possível que a fibrinólise comprometida fizesse parte da resposta da fase aguda, mas também é possível que reflicta um comprometimento crónico da fibrinólise que influencia o resultado tardio.

Efeito da heparina no estado trombótico e trombolítico

A heparina de baixo peso molecular é um derivado despolimerizado da heparina não fraccionada (HNF). Tem a capacidade de inativar o fator Xa da coagulação e tem um rácio anti-fator Xa: IIa em comparação com a HNF (2:1 a 4:1). Tem uma maior biodisponibilidade e uma semi-vida mais longa em comparação com a HNF, pelo que é habitualmente utilizado em doentes com SCA. A semi-vida do fármaco é de 5-6 horas, e são utilizadas doses duas vezes por dia em doentes com SCA. A heparina actua como um antiocoagulante ligando-se à antitrombina III e inibindo a cascata de coagulação. A heparina não actua como trombolítico, mas impede a formação de mais coágulos. O vWF é essencial para a formação de trombos plaquetários a altas taxas de cisalhamento e reconhece-se que, para além do seu efeito na coagulação, a heparina interfere com esta hemostase mediada pelas plaquetas/vWF, formando um complexo heparina-plaquetas que pode afetar o comportamento plaquetário durante mais de 48 horas, prolongando-se até 10 dias. Todos os doentes do nosso estudo foram amostrados pelo menos 48 horas após a descontinuação da heparina, mas existe a possibilidade de o complexo membranar poder ter interferido com as medições do GTT. Uma vez que a maioria dos doentes com SCA é submetida a coronariografia no prazo de 10 dias após a admissão e tem alta atempada, foi difícil recolher amostras destes doentes numa data posterior. Este facto poderá explicar, em parte, porque é que a OT não foi um preditor de eventos cardíacos adversos neste estudo.

Possível variação diurna do estado trombótico e trombolítico não investigada

Existem dados que sugerem que a atividade fibrinolítica no sangue apresenta uma variação diurna, com um pico ao fim da tarde e níveis mínimos reduzidos no início da manhã (Andreotti et al. 1991). Sabe-se que o PAI-1 e o t-PA também apresentam esta variação diurna, o que pode explicar a diferença nos níveis mínimos. Não recolhemos amostras de doentes a diferentes horas do dia, pelo que os resultados da LT podem não refletir esta alteração do ritmo circadiano.

Modulação farmacológica do estado trombolítico endógeno não avaliada

O PAI-1 e o TAFI são libertados pelas plaquetas activadas e inibem a fibrinólise. Como a trombina é necessária para a libertação destes dois marcadores em concentrações fisiológicas de cálcio, a inibição da trombina permitiria atingir o objetivo de uma fibrinólise adequada. Estão a ser desenvolvidos inibidores diretos da trombina e a utilização destes fármacos, juntamente com a medição da concentração de PAI-1 e TAFI, permitir-nos-á, a seu tempo, chegar a uma conclusão significativa sobre a fibrinólise eficaz. Outros fármacos que demonstraram ter algum efeito benéfico na fibrinólise são a aspirina em doses elevadas, os medicamentos antidiabéticos como a metformina e as sulfonilureias, os IECA e os nitratos. Existem dados que sugerem que a Eplerenona, um antagonista da aldosterona, inibe a libertação de PAI-1 e pode ter um papel a desempenhar na fibrinólise endógena.

Na ausência de inibidores diretos da trombina e de dados limitados sobre marcadores fibrino-óticos fiáveis, foi-nos difícil medir os níveis de diferentes marcadores de fibrinólise in vitro. É necessário um marcador fiável de fibrinólise para avaliar a eficácia da fibrinólise endógena, e ensaios maiores ajudar-nos-ão a delinear quais os marcadores e medicamentos mais eficazes para aumentar a fibrinólise e melhorar os resultados cardiovasculares.

Estatisticamente insuficiente para detetar um efeito significativo em subgrupos

O estudo não teve poder suficiente para investigar o estado trombótico e trombolítico em determinados subgrupos de pacientes devido ao pequeno número de pacientes e eventos em subgrupos como: STEMI, diabetes mellitus, insuficiência renal e fumadores. Seriam necessários estudos maiores, com maior número de eventos, para estudar os efeitos desses parâmetros clínicos nesses subgrupos de pacientes.

O trabalho futuro em torno deste assunto envolve a utilização da GTT em diferentes populações de doentes. Atualmente, estão em curso estudos em doentes com ICP electiva e de emergência, doentes renais, doentes com fibrilhação auricular e doentes a tomar novos agentes antiplaquetários, como os inibidores diretos da trombina. Será necessário validar outros estudos de maior dimensão em coortes de doentes homogéneos para evitar qualquer enviesamento na interpretação dos dados, e todos os estudos devem ter uma potência adequada para nos ajudar a chegar a uma conclusão estatisticamente significativa. A medição de vários marcadores trombóticos e fibrinolíticos ajudará a compreender o conceito de trombose e trombólise, e a observação microscópica do sangue injetado a diferentes níveis no tubo GTT ajudará a determinar o mecanismo subjacente à OT e LT. A comparação de vários ensaios no local de tratamento ajudará a determinar o teste de função plaquetária ideal, mais fiável e fisiológico.

Apêndices

Documentos de aprovação ética

Application		24 May 2006
Investigator CV		24 May 2006
Protocol	1	24 May 2006
Covering Letter		24 May 2006
Statistician Comments		19 April 2006
GP/Consultant Information Sheets		24 May 2006
GP/Consultant Information Sheets		
Participant Information Sheet: PIS	1	24 May 2006
Participant Consent Form: Consent Form	1	24 May 2006
Response to Request for Further Information		21 August 2006

Research governance approval

You should arrange for the R&D department at all relevant NHS care organisations to be notified that the research will be taking place, and provide a copy of the REC application, the protocol and this letter.

All researchers and research collaborators who will be participating in the research must obtain final research governance approval before commencing any research procedures. Where a substantive contract is not held with the care organisation, it may be necessary for an honorary contract to be issued before approval for the research can be given.

Statement of compliance

The Committee is constituted in accordance with the Governance Arrangements for Research Ethics Committees (July 2001) and complies fully with the Standard Operating Procedures for Research Ethics Committees in the UK.

06/Q0201/38	**Please quote this number on all correspondence**

With the Committee's best wishes for the success of this project

Yours sincerely

pp J Winter

Mrs Linda Bo[illegible]
Vice Chair

Email: jane.winter@nhs.net

Enclosures:

Standard approval conditions [SL-AC1 for CTIMPs, SL-AC2 for other studies]

Copy to:

Mrs Fiona Smith
East & North Herts NHS Trust
Lister Hospital (Location Code L57D)
Corey's Mill Lane
Stevenage, Herts
[R&D Department for NHS care organisation at lead site]

SF1 list of approved sites

An advisory committee to Bedfordshire and Hertfordshire Strategic Health Authority

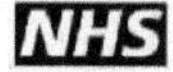

National Research Ethics Service

Hertfordshire REC
East of England REC Office No 3
9th Floor, Terminus House
The High
Harlow
Essex
CM20 1XA

Tel: 01279 418 439
Fax: 01279 419 246

31 December 2008

Dr Diana A Gorog
Consultant Cardiologist
Cardiology Department, Q67
Queen Elizabeth II Hospital
Howlands
Welwyn Garden City, Herts
AL7 4HQ

Dear Dr Gorog

Study title:	**Functional relationship between aspirin/clopidogrel resistance and clinical outcome in patients with acute coronary syndrome**
REC reference:	**06/Q0201/38 (AM03)**
Amendment number:	**4**
Amendment date:	**01 October 2008**

The above amendment was reviewed at the meeting of the Sub-Committee of the REC held on 31 December 2008.

Ethical opinion

The members of the Committee present gave a favourable ethical opinion of the amendment on the basis described in the notice of amendment form and supporting documentation.

Approved documents

The documents reviewed and approved at the meeting were:

Document	Version	Date
Protocol	4	17 December 2008
Notice of Substantial Amendment (non-CTIMPs)	4	17 December 2008
Covering Letter		17 December 2008

Membership of the Committee

The members of the Committee who were present at the meeting are listed on the attached sheet.

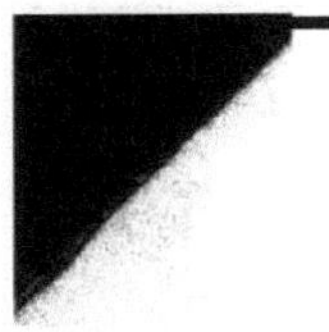

Allinvestigators and research collaborators in the NHS should notify the R&D office for the relevant NHS care organisation of this amendment and check whether it affects R&D approval of the research.

Statement of compliance

The Committee is constituted in accordance with the Governance Arrangements for Research Ethics Committees (July 2001) and complies fully with the Standard Operating Procedures for Research Ethics Committees in the UK.

06/Q0201/38: Please quote this number on all correspondence

Yours sincerely

Mrs Jenny Austin
Committee Co-ordinator

E-mait jenny.austin@eoe.nhs.uk

Enclosures	List of names and professions of members who were present at the meeting and those who submitted written comments
Copy to:	Fiona Smith, R&D Manager, HCC The Clock Tower Mount Vernon Hospital Rickmansworth Road Northwood, Middx HA6 2RN

This Research Ethics Committee is an advisory committee to East of England Strategic Health Authority

The National Research Ethics Service (NRES) represents the NRES Directorate within the National Patient Safety Agency and Research Ethics Committees in England

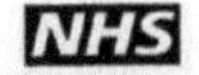

National Research Ethics Service

Hertfordshire REC

East of England REC Office No 3
9th Floor, Terminus House
The High
Harlow
Essex
CM20 1XA

Tel: 01279 418 439
Fax: 01279 419 246

27 January 2009

Dr Diana A Gorog
Consultant Cardiologist
Cardiology Department, Q67
Queen Elizabeth II Hospital
Howlands
Welwyn Garden City
Herts
AL7 4HQ

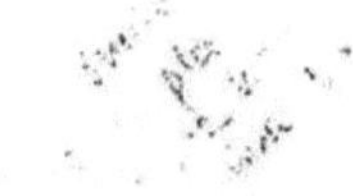

Dear Dr Gorog

Study title:	**Functional relationship between aspirin/clopidogrel resistance and clinical outcome in patients with acute coronary syndrome**
REC reference:	**06/Q0201/38 (AM04)**
Amendment number:	**5**
Amendment date:	**12 January 2009**

The above amendment was reviewed at the meeting of the Sub-Committee of the REC held on 21 January 2009.

Ethical opinion

The members of the Committee present gave a favourable ethical opinion of the amendment on the basis described in the notice of amendment form and supporting documentation.

Approved documents

The documents reviewed and approved at the meeting were:

Document	Version	Date
Protocol	5	12 January 2009
Email		15 January 2009
Notice of Substantial Amendment (non-CTIMPs)	5	12 January 2009
Covering Letter		12 January 2009

Membership of the Committee

The members of the Committee who were present at the meeting are listed on the attached sheet.

R&D approval

All investigators and research collaborators in the NHS should notify the R&D office for the relevant NHS care organisation of this amendment and check whether it affects R&D approval of the research.

Statement of compliance

The Committee is constituted in accordance with the Governance Arrangements for Research Ethics Committees (July 2001) and complies fully with the Standard Operating Procedures for Research Ethics Committees in the UK.

06/Q0201/38:	Please quote this number on all correspondence

Yours sincerely

Mrs Jenny Austin
Committee Co-ordinator

E-mail: jenny.austin@eoe.nhs.uk

Enclosures: List of names and professions of members who were present at the meeting and those who submitted written comments

Copy to: Fiona Smith, R&D Manager, HCC
The Clock Tower
Mount Vernon Hospital
Rickmansworth Road
Northwood, Middx
HA6 2RN

Certificado de boas práticas clínicas

Certificate of Attendance

Good Clinical Practice and Regulatory Requirements for Clinical Trials
Thursday 1st May 2008
[Postgraduate Centre, Mount Vernon Hospital]
This certificate has been awarded to

Dr Saraf

Training Provider (T Symons Associates Ltd): ______________ Date: 1st May 2008

This event has been approved for external credit for the CPD scheme of the Federation of Royal College of Physicians of the UK
Code: tbc (2 points)

Formulário de relatório de caso

ESTUDO NÃO		TROMBÓLISE	
HOSPITAL NO		DATA/HORA DA TROMBÓLISE	
INICIAIS		DIPYRIDAMOLE	
DATA DE NASCIMENTO		INSULINA	
IDADE		METFORMINA	
SEXO		OUTROS	
DIABÉTICO		DATA DE ADMISSÃO	
FUMADOR		STEMI	
HIPERTENSÃO		TROMBOLISADO	
CAD ANTERIOR		TROPA POSITIVA	
DOENÇA RENAL		PEAK TROPONINA	
CREATININA		ALTERAÇÕES DINÂMICAS DO ECG	
PVD		ÚLTIMO EPISÓDIO DE DOR NO PEITO	
AVC/TIA		RESULTADO DO ANGIOGRAMA	
DIÁTESE HEMORRÁGICA		INTERVENÇÃO E STENT	

ASPIRINA		HAEMOGLOBINA	
DATA DE INÍCIO DA ASPIRINA		RBC	
CLOPIDOGREL		PLACAS	
DATA DE INÍCIO DO CLOPIDOGREL		CREATININA	
ESTÁTUA		UREA	
ACE I/ARB		DATA DO TESTE	
BLOQUEADOR BETA		HORA DO TESTE	
NITRATO		ÚLTIMA DOSE DE ASPIRINA/ CLOP	
CLEXANE		GTT OT	
CLEXANE ÚLTIMA DOSE		GTTLT	
WARFARIN		VERIFICAR AGORA BASE	
ÚLTIMA DOSE DE VARFARINA		VERIFICAR AGORA PRU E % ININIBIÇÃO	

Publicações deste estudo

Trabalhos de investigação originais

Saraf S, Christopoulos C, Salha IB, Stott DJ, Gorog DA. Impaired endogenous thrombolysis in ACS patients predicts cardiovascular death and nonfatal myocardial Infarction.
J Am Coll Cardiol.2010; 55:2107-2115

Gorog DA, Yamamoto J, **Saraf S**, Ishii H, Ijiri Y, Ikarugi H, Wellsted DM, Mori M, Yamori Y. First direct comparison of platelet reactivity and thrombolytic status between Japanese and Western volunteers: possible relationship to the "Japanese paradox".
Int J Cardio. 2011; 152: 43-48

Saraf S, Wellsted D, Sharma S, Gorog DA. Teste de trombose global induzida por cisalhamento em sangue nativo: O papel fundamental do ADP permite a monitorização da terapêutica com antagonistas P2Y12.
Thrombosis Res; 124: 447-451

Resumos internacionais

Saraf S, Sharma S, Gorog DA . Atividade trombolítica espontânea na doença arterial coronária.

Apresentação de um POSTER na reunião da ISTH - Boston, EUA - setembro de 2009. **Jornal de trombose e hemostase**.2009; Volume 7, Suplemento 2: Resumo PP-WE-751

Saraf S, Sharma S, Yamamoto J, Ishii H, Yamori Y, Gorog DA. As diferenças raciais no estado trombótico podem explicar o aumento da incidência de AVC hemorrágico no Japão. Apresentação de um POSTER na reunião da ISTH - Boston, EUA - setembro de 2009. **Journal of Thrombosis and Haemostasis** 2009; Volume 7, Suplemento 2: Resumo PP-TH-061

Saraf S, Christopoulos C, Salha IB, Stott DJ, Gorog DA.Impaired Endogenous Thrombolysis: A Novel Predictor of Recurrent Cardiovascular Events in Patients With Acute Coronary Syndrome. Apresentação de POSTER na Conferência da Sociedade Cardiovascular BritânicaManchester, UK-junho 2009. **Coração** 2009; 95:76

Saraf S, Ishii H, Yamamoto J, Yamori Y, Gorog DA.Marked Differences in Thrombotic and Thrombolytic Status between Japanese and Western Subjects.POSTER presentation at the American College of Cardiology - Orlando, USA - March 2009.

J Am Coll. Cardiol. 2009;53; A419-A458; 1013-101

Saraf S, Sharma S, Bensalha I, Wellsted D, Gorog DA. Impaired Endogenous Thrombolysis: A Novel Predictor of Recurrent Cardiovascular Events in Patients with Acute Coronary Syndrome. Apresentação de POSTER na Conferência do Colégio Americano de Cardiologia - Orlando, EUA - março de 2009. **J Am Coll Cardiol.** 2009; 53; A419-A458; 1013-1016

Saraf S, Sharma S, Bensalha I, Gorog DA. Clopidogrel resistance as assessed by P2Y (12) recetor inhibition is not reflective of global thrombotic status.

Apresentação em POSTER no American College of Cardiology - Orlando, USA - março 2009. **J Am Coll Cardiol**. 2009; 53; A419-A458; 1013-1016

Saraf S. Gorog DA. Impaired endogenous thrombolytic status predicts future events in acute coronary syndrome patients: results using a novel thrombosis test.

Segundo classificado nos **prémios de investigação da British Junior Cardiologists Association**: Londres, Reino Unido - dezembro de 2008

Referências

Ajzenberg N, Aubry P, Huisse MG, Cachier A, El Amara W, Feldman LJ, et al. "Enhanced shear induced platelet aggregation in patients who experience subacute stent thrombosis- A case control study". J Am Coll Cardiol. 2005; 45:1753-1756

Alberts MJ, Bergman DL, Molner E, Jovanovic BD, Ushiwata I, Teruya J. Antiplatelet Effect of Aspirin in Patients with Cerebrovascular Disease. Stroke. 2004, 35:175-17

Alkhamis TM, Beissinger RL, Chediak JR. Artificial surface effect on red blood cells and platelets in laminar shear flow (Efeito da superfície artificial nos glóbulos vermelhos e plaquetas em fluxo de cisalhamento laminar). Blood. 1990; 75:1568-75

Andersen K, Hurl en M, Arnesen H, Seljeflot I. "Aspirin non-responsiveness as measured by PFA-100 in patients with coronary artery disease". Thromb Res. 2002; 108:37-42

Andersen K, Hurlen M, Arnesen H, Seljeflot I. Aspirin non-responsiveness as measured by PFA-100 in patients with coronary artery disease. Thromb Res. 2002; 108:37-42

Andreotti F, Kluft C. Circadian variation of fibrinolytic activity in blood (Variação circadiana da atividade fibrinolítica no sangue).
Chronobiol Int. 1991;8:336-51

Angiolillo DJ, Fernandez-Ortiz A, Bernardo E, Ramirez C, Barrera-Ramirez C, Sabate M, et al. Identificação de doentes com baixa resposta a uma dose de carga de 300 mg de clopidogrel em doentes submetidos a stenting coronário. Thromb Res 2005; 115:101-8

Angiolillo DJ, Fernandez-Ortiz A, Bernardo E, Ramirez C, Sabate M, Jimenez- Quevedo P, et al. Platelet function profiles in patients with type 2 diabetes and coronary artery disease on combined aspirin and clopidogrel treatment. Diabetes. 2005; 54:2430-5

Anker SD, Voors A, Okonko D, Clark AL, James MK, von Haehling S, Kjekshus J, Ponikowski P, Dickstein K; OPTIMAAL Investigators. Prevalência, incidência e valor prognóstico da anemia em doentes após um enfarte agudo do miocárdio: dados do estudo OPTIMAAL. Eur Heart J. 2009; 11:1331-9

Colaboração de ensaios antiplaquetários. Prevenção secundária da doença vascular através de tratamento antiplaquetário prolongado. BMJ. 1998; 296: 320-331

Antiplatelet Trialists' Collaboration. Collaborative meta-analysis of randomised trials of antiplatelet therapy for prevention of death, myocardial infarction, and stroke in high risk patients. BMJ. 2002; 324:141

Antithrombotic Trialists Collaboration. Collaborative metanalysis of randomized trials of antiplatelet therapy for prevention of death, myocardial infarction and stroke in high risk patients. BMJ. 2002; 324: 71-86

Antovic A, Perneby C, Ekman GJ, et al. Aumento acentuado da permeabilidade do gel de fibrina com uma dose muito baixa de AAS. Thromb Res. 2005; 116:509517

Aradi D, Storey RF, Komosci A, et al. Grupo de Trabalho sobre Trombose da Sociedade Europeia de Cardiologia. Documento de posição de peritos sobre o papel dos testes de função plaquetária em doentes submetidos a intervenção coronária percutânea. Eur Heart J 2014; 35:209-15

Ataullakhanov FI, Pohilko AV, Sinauridze EI, Volkova RI. Calcium threshold in human plasma clotting kinetics. Thr Res. 1994; 75: 383-394

Awtry EH e Loscalzo J. Aspirina. Circulação 2000; 101:1206 -1218

Aziz A, Werner BC, Epting KL, Agosti CD, Curtis WR. The cumulative and sublethal effects of turbulence on erythrocytes in a stirred-tank model (Os efeitos cumulativos e subletais da turbulência nos eritrócitos num modelo de tanque agitado). Ann Biomed Eng. 2007; 35:2108-20

Bainey KR, Fu Y, Wagner GS, et al. Reperfusão espontânea no enfarte do miocárdio com elevação de ST: comparação de avaliações angiográficas e electrocardiográficas. Am Heart J. 2008; 156:248 -255

Barragan P, Bouvier JL, Roquebert PO, Macaluso G, Commeau P, Comet B, Lafont A, Camoin L, Walter U, Eigenthaler M. Resistance to thienopyridines: clinical detection of coronary stent thrombosis by monitoring of vasodilator- stimulated phosphoprotein phosphorylation. Catheter Cardiovasc Interv. 2003; 59:295-302

Bhatt DL, Stone GW, Mahaffey KW, Gibson CM, Steg PG et al para os Investigadores do CHAMPION PHOENIX. Efeito da Inibição Plaquetária com Cangrelor durante a ICP nos Eventos Isquémicos. N Engl J Med. 2013; 368:1303-1313

Biemond BJ, Levi M, Coronel R, Janse MJ, ten Cate JW, Pannekoek H. Trombólise e reoclusão na trombose experimental da veia jugular e da artéria coronária. Efeitos do anticorpo monoclonal neutralizador do inibidor do ativador do plasminogénio tipo 1. Circulação; 1995: 1175-1181
Bjornsson TD, Schneider DE, Berger H Jr. A aspirina acetila o fibrinogénio e aumenta a fibrinólise. O efeito fibrinolítico é independente de alterações nos níveis de ativador do plasminogénio. J Pharmacol Exp Ther. 1989; 250:154-61
Bonello L et al.Vasodilator-stimulated phosphoprotein phosphorylation analysis prior to percutaneous coronary intervention for exclusion of postprocedural major adverse cardiovascular events. J Thromb Haemost. 2007; 5: 1630-1636
Bonello et al: Vasodilator-stimulated phosphoprotein prior to percutaneous coronary intervention for exclusion of major adverse cardiovascular events: Journal of Thrombosis and Haemostasis. 2007; 5:1630-1636
Bonello L, Tantry US, Marcucci R, et al. Consensus and future diretions on the definition of high on-treatment platelet reactivity to adenosine diphosphate. J Am Coll Cardiol 2010; 56:919-33
Boulenc X, Djebli N, Shi J, Perrin L, Brian W, Van Horn R, Hurbin F. Effects of omeprazole and genetic polymorphism of CYP2C19 on the clopidogrel active metabolite. Drug Metab Dispos. 2012; 40:187-97
Brass LF. Thrombin and platelet activation.Chest. 2003; 124:18S-25S
Breet, NJ, van Werkum JW, Bouman HJ, et al. Comparação de testes de função plaquetária na previsão de resultados clínicos em doentes submetidos a implantação de stent coronário. JAMA. 2010; 303:754-762
Brown CH, Leverett LB, Lewis CW, Alfrey CP Jr, Hellums JD. Morphological, biochemical, and functional changes in human platelets subjected to shear stress. J Lab Clin Med. 1975; 86: 462-471
Brown NJ, Abbas A, Byrne D, Schoenhard JA, Vaughan DE. Comparative effects of oestrogen and angiotensin-converting enzyme inhibition on plasminogen activator inhibitor-1 in healthy postmenopausal women. Circulation. 2002; 105: 304-309
Brown NJ, Agirbasli MA, Williams GH, Litchfield WR, Vaughan DE. Effect of activation and inhibition of the renin-angiotensin system on plasma PAI- 1.Hypertension. 1998; 32: 965-971
Brown NJ, Gainer JV, Stein CM, Vaughan DE. Bradykinin estimula a libertação do ativador do plasminogénio tecidular na vasculatura humana. Hypertension 1999; 33: 1431- 1435
Burnstock G. Curr. Tópicos Med. Chem. 2004; 4:793
Calleja S, De la Vega V, Llaneza JM, Lopez-Roger R, Gutierrez JM, Lahoz CH. Recanalização espontânea de oclusão aguda da artéria carótida interna. Ann Vasc Surg. 2004; 18: 490-492
Campbell, Neil A. (2008). Biology (8ª Ed.). Londres: Pearson Education. p 912
Cannon CP, Husted S, Harrington RA, Scirica BM, Emanuelsson H, Peters G, Storey RF; DISPERSE-2 Investigators. Segurança, tolerabilidade e eficácia inicial do AZD6140, o primeiro antagonista oral reversível dos receptores de adenosina difosfato, em comparação com o clopidogrel, em doentes com síndrome coronária aguda sem elevação do segmento ST: resultados primários do ensaio DISPERSE-2. J Am Coll Cardiol. 2007; 50: 1844-1845
Cannon CP, Harrington RA, James S, Ardissino D, Becker RC, Emanuelsson H, Hausted S, Katus H, Keltai M, Khurmi NS, Kontny F, Lewis BS, Steg PG, Storey RF, Wojdyla D, Wllentin L;PLATelet inhibition and patient Outcomes Investigators. Comparison of ticagrelor with clopidogrel in patients with a planned invasive strategy for acute coronary syndromes (PLATO): a randomised double-blind study. Lancet. 2010; 375:283-93
Comité de Direção do CAPRIE. Um ensaio aleatório, cego, de clopidogrel versus aspirina em doentes com risco de eventos isquémicos (CAPRIE). Lancet. 1996; 348:1329-1339.
Catell Af,Fitzgerald GA.Análise emparelhada dos metabolitos urinários do tromboxano B2 em humanos.Thromb Res. 1987;47:647-656
Cattaneo M, Zighetti ML, Lombardi R, Mannucci PM. Role of ADP in platelet aggregation at high shear: studies in a patient with congenital defect of platelet responses to ADP. Br J Haematol. 1994; 88:826-9
Cattaneo M. Aspirina e clopidogrel: eficácia, segurança e a questão da resistência aos

medicamentos. Arterioscler. Thromb. Vasc. Biol. 2004; 24:1980-1987
Cattaneo M. Agregometria de transmissão de luz e libertação de ATP para a avaliação diagnóstica da função plaquetária. Semin Thromb Hemost. 2009; 35:158-67
Cefalu WT, Schneider DJ, Carlson HE, Migdal P, Gan Lim L, Izon MP, Kapoor A, Bell-Farrow A, Terry JG, Sobel BE. Effect of Combination Glipizide GITS/Metformin on Fibrinolytic and Metabolic Parameters in Poorly Controlled Type 2 Diabetic Subjects. Diabetes Care .2002; 12:2123-2128.
Chapman TM, Goa KL". Cilostazol: A Review of its Use in Intermittent Claudication". Am J Cardiovasc Drugs. 2003; 22: 117-138
Charles MA, Eschwège E, Grandmottet P, Isnard F, Cohen JM, Bensoussan JL, Berche H, Chapiro O, André P, Vague P, Juhan-Vague I, Bard JM, Safar M. Treatment with metformin of non-diabetic men with hypertension, hypertriglyceridaemia and central fat distribution: the BIGPRO 1.2 trial. Diabetes Metabolism Res Rev. 2000; 16: 2-7
Chen WH, Lee PY, Ng W, Tse HF, Lau CP. "A resistência à aspirina está associada a uma alta incidência de mionecrose após intervenção coronária percutânea não urgente, apesar do pré-tratamento com clopidogrel". J Am Coll Cardiol. 2004; 43:1122-1126
Christ G, Nikfardjam M, Huber-Beckmann R, et al. Predictive value of plasma plasminogen activator inhibitor-1 for coronary restenosis: dependence on stent implantation and antithrombotic medication. J Thromb Haemost. 2005; 3:233-9
Christian TF, Gibbons RJ, Gersh BJ.Efeito da localização do enfarte no salvamento do miocárdio avaliado pelo tecnécio-99m-isonitrilo. J Am Coll Cardiol. 1991; 17: 365-372
Christian TF, Milavetz JJ, Miller TD, Clements IP, Holmes DR, Gibbons RJ. Prevalência de reperfusão espontânea e salvamento miocárdico associado em pacientes com enfarte agudo do miocárdio. Am Heart J. 1998; 135: 421-427
Collet J P, Cuisset T, Range G, et al. Bedside monitoring to adjust antiplatelet therapy for coronary stenting. N Engl J Med. 2012; 367:2100-9
Collignon F, Frydman A, Caplain H, et al. Comparação dos perfis farmacocinéticos de 3 heparinas de baixa massa molecular - dalteparina, enoxaparina e nadroparina - administradas por via subcutânea em voluntários saudáveis (doses para prevenção do tromboembolismo). Thromb Haemost. 1995; 73:630-40
Colman R, Marder V, Clowes A, George J. Goldhaber S, eds. Hemostasis and Thrombosis: Basic Principles and Clinical Practice (Hemostasia e Trombose: Princípios Básicos e Prática Clínica). 5th ed. Philadelphia PA: Lippincott Williams & Wilkins; 2006. p 473-493
Colucci M, Binetti BM, Branca MG, Clerici C, Morelli A, Semeraro N, Gresele P.Deficiency of Thrombin Activable Fibrinolysis Inhibitor in Cirrhosis is associated with increased plasma fibrinolysis. Hepatology. 2003, 38: 230-237
Grupo de colaboração COMMIT (CLOpidogrel and Metoprolol in Myocardial Infarction Trial). Adição de clopidogrel à aspirina em 45.852 pacientes com enfarte agudo do miocárdio: ensaio aleatório controlado por placebo. Lancet. 2005; 366:1607-1621
Cuisset T, Frere C, Quilici J, et al. A elevada reatividade plaquetária pós-tratamento identificou os doentes com baixa resposta à terapêutica antiplaquetária dupla com risco acrescido de eventos cardiovasculares recorrentes após a colocação de stent na síndrome coronária aguda. J Thromb Haemost. 2006; 4:542-9.
Cushman M, Lemaitre RN, Kuller LH, Psaty BM, Macy EM, Sharrett AR, Tracy RP. Fibrinolytic activation markers predict myocardial infarction in the elderly. O Estudo de Saúde Cardiovascular. Arterioscler Thromb Vasc Biol. 1999; 19: 493-8
Dangas G, Smith DA, Unger AH, Shao JH, Meraj P, Fier C, Cohen AM, Fallon JT, Badimon JJ, Ambrose JA. Pravastatin: an antithrombotic effect independent of the cholesterol-lowering effect. Thromb Haemost. 2000; 83: 688-692
Dangas G1, Mehran R, Guagliumi G, Caixeta A, Witzenbichler B, Aoki J, Peruga JZ, Brodie BR, Dudek D, Kornowski R, Rabbani LE, Parise H, Stone GW; HORIZONS-AMI Trial Investigators. Role of clopidogrel loading dose in patients with ST-segment elevation myocardial infarction undergoing primary angioplasty: results from the HORIZONS-AMI (harmonizing outcomes with revascularization and stents in acute myocardial infarction) trial. J Am Coll Cardiol. 2009; 54:1438- 46
Davi G, Ganci A, Averna M, et al. Biossíntese de tromboxano, ativação de neutrófilos e coagulação na hipercolesterolemia tipo IIa.Thromb Haemost. 1995; 74:1015 - 1019

De Bruijne EL, Gils A, Guimaraes AH, Dippel DW, Deckers JW, van den Meiracker AH, Poldermans D, Rijken DC, Declerck PJ, de Maat MP, Leebeek FW. O papel do inibidor de fibrinólise ativável por trombina na trombose arterial em idade jovem: o estudo ATTAC. Journal of Thrombosis and Haemostasis. 2009; 6: 919-92
De Candia E1, De Cristofaro R, Landolfi R. Thrombin-induced platelet activation is inhibited by high and low-molecular-weight-weight heparin. Circulation. 1999; 99:3308-14
DeWood MA, Notske RN, Simpson CS, Stifter WF, e Shields JP. Prevalência e significado da trombólise espontânea no enfarte do miocárdio transmural. Eur Heart J. 1985; 6: 33-42
DeWood MA, Spores J, Notske R, Mouser LT, Burroughs R, Golden MS, e Lang HT. Prevalência de oclusão coronária total durante as primeiras horas do enfarte coronário transmural. N Engl J Med. 1980; 303: 897
Diener HC, Cunha L, Forbes C, Sivenius J, Smets P, Lowenthal A.European Stroke Prevention Study. 2. Dipiridamol e ácido acetilsalicílico na prevenção secundária do AVC. J Neuro Sci .1996; 143:1-13
Diener HC, Bogousslavsky J, Brass LM, Cimminiello C, Csiba L, Kaste M, Leys D, Matias-Guiu J, Rupprecht HJ; investigadores MATCH. Aspirina e clopidogrel comparados com clopidogrel isolado após acidente vascular cerebral isquémico recente ou ataque isquémico transitório em doentes de alto risco (MATCH): ensaio aleatório, em dupla ocultação, controlado por placebo. Lancet. 2004; 364:331-7
Dobaczewski M1, Golanski J, Kowalski T, Nocun M, Rozalski M, Kostka B, Ulicna O, Mussur M, Markuszewski L, Watala C. Podemos utilizar o difosfato de adenosina (ADP) para estudar a "resistência à aspirina"? As faces Janus da agregação plaquetária desencadeada pelo ADP. Pharmacol Rep. 2008;3:361-8
Donahue SM, Otto CM, Thromboelastography: a tool for measuring hypercoagulability, hypocoagulability, and fibrinolysis, Journal of Veterinary Emergency and Critical Care: 2005; 15:9-16
Dziewierz A, Dudek D, Heba G, Rakowski T, Mielecki W, Dubiel JS. Variabilidade interindividual na resposta ao clopidogrel em pacientes com doença arterial coronária. Kardiol Pol 2005; 62:108-17
Eidelman RS, Hebert PR, Weisman SM, Hennekens CH. An update on aspirin in the primary prevention of cardiovascular disease. Arch Intern Med. 2003; 163:2006-10
Eikelboom JW, Hirsh J, Weitz JI et al .Aspirinresistant thromboxane biosynthesis and the risk of myocardial infarction, stroke, or cardiovascular death in patients at high risk for cardiovascular events. Circulation 2002; 105:16501655
Farndale RW, Sixma JJ, Barens MJ, De Groot PG.The role of collagen in thrombosis and hemostasis. Journal of Thrombosis and Haemostasis.2004; 2: 561-573
Fefer P, Hod H, Hammerman H, Boyko V, Behar S, Matetzky S. Relação entre a reperfusão espontânea clinicamente definida e o resultado do enfarte do miocárdio com elevação do segmento ST. Am J Cardiol. 2009; 103:149 -53
Fefer P, Hod H, Hammerman H, Boyko V, Behar S, Matetzky S. Relação entre a reperfusão espontânea clinicamente definida e o desfecho em doentes com elevação de ST enfarte do miocárdio. Am J Cardiol. 2009; 103:149 -153
Figueras J, Monasterio Y, Lidon RM, Nieto E, Soler-Soler J. Formação de trombina e atividade fibrinolítica em doentes com enfarte agudo do miocárdio ou angina instável: evolução intra-hospitalar e relação com angina recorrente em repouso. Journal of the American College of Cardiology. 2000; 36: 2036-2043
Folsom AR, Delaney JA, Lutsey PL, Zakai NA, Jenny NS, Polak JF, Cushman M; Investigadores do Estudo Multiétnico de Aterosclerose. Association of Fator VIIIc, D- dimer, and plasma antiplasmin with incident cardiovascular disease and all-cause mortality. Am J Haematol. 2009; 84:349-53
Forman MB, Collins HW, Kopelman HA, Vaughn WK, Perry JM, Virmani R, Friesinger GC. Determinantes da formação de aneurisma do ventrículo esquerdo após enfarte do miocárdio anterior: um estudo clínico e angiográfico. J Am Coll Cardiol 1986; 6: 1256-62
Fornitz GG, Nielsen P, Amtorp O, et al. Fibrinólise prejudicada determina o resultado da angioplastia coronária transluminal percutânea (PTCA). Eur J Clin Invest. 2001; 31:586 -92
Fox KA, Carruthers KF, Dunbar DR et al. Underestimated and underrecognized: the late consequences of acute coronary syndrome (GRACE UK- Belgian Study). Eur Heart J. 2010; 31:

2755-2764
Fox KA, Anderson FA Jr, Goodman SG et al. Time course of events in acute coronary syndromes: implications for clinical practice from the GRACE registry. Nat. Clin. Pract. Cardiovasc. Med. 2008; 9:580-589
Frere et al: ADP-induced platelet aggregation and platelet reactivity index VASP are good predictive markers for clinical outcomes in non-ST elevation acute coronary syndrome. Thromb Haemostasis. 2007; 98 :838-43
Freynhofer MK et al. Multiple electrode aggregometry and vasodilator stimulated phosphoprotein- phosphorylation assay in clinical routine for prediction of postprocedural major adverse cardiovascular events. Thromb Haemost. 2011; 106:230-239
Gaglia MA, Torguson R, Pakala R, Xue Z, Sardi G, Suddath WO, Kent KM, Satler LF, Pichard AD, Waksman R. Correlação entre os Ensaios de Agregometria por Transmissão de Luz, VerifyNow P2Y12 e Reatividade Plaquetária VASP-P Após Intervenção Coronária Percutânea. J Interv Cardiol. 2011; 6:529-34
Garcia-Dorado D, Theroux P, Tomos P et al. O uso prévio de AAS pode atenuar a gravidade da manifestação de síndromes coronárias agudas.Circulation. 1995; 92:1743- 1748
Germano Di Sciascio, Giuseppe Patti, Vincenzo Pasceri, Laura Gatto, Giuseppe Colonna, Antonio Montinaro. Effectiveness of In-Laboratory High-Dose Clopidogrel Loading Versus Routine Pre-Load in Patients Undergoing Percutaneous Coronary InterventionResults of the ARMYDA-5 PRELOAD (Antiplatelet therapy for Reduction of MYocardial Damage during Angioplasty) Randomized Trial. J Am Coll Cardiol. 2010; 56:550-557
Geisler T, Langer H, Wydymus M, et al. Low response to clopidogrel is associated with cardiovascular outcome after coronary stent implantation. Eur Heart J. 2006; 27:2420 -5
Giugliano RP, White JA, Bode C, Armstrong PW, et al para os Investigadores EARLY ACS. Eptifibatide Precoce versus Eptifibatide Provisório Atrasado em Síndromes Coronárias Agudas. N Engl J Med. 2009; 360:2176-2190
Gori AM, Marcucci R, Migliorini A, et al. Incidência e impacto clínico da dupla não resposta à aspirina e ao clopidogrel em doentes com stents farmacológicos. J Am Coll Cardiol. 2008; 52:734 -9
Gorbet MB, Sefton MV. Biomaterial-associated thrombosis: roles of coagulation factors, complement, platelets and leukocytes. Biomaterials.2004; 25: 5681-5703
Gorog D, Sweeney JM, Fuster V. Antiplatelet drug 'resistance'.Part 2: laboratory resistance to antiplatelet drugs -fact or artifact? Nat rev Cardiol. 2009; 5: 365373
Gorog DA, Douglas H, Ahmed N, Lefroy DC, Davies GJ. A angioplastia coronária aumenta a reatividade plaquetária através da libertação do fator von Willebrand. Heart. 2003; 89:329-30
Gram J, Bladbjerg EM, M0ller L, Sj0l A, Jespersen J. Tissue-type plasminogen activator antigen and C-reactive protein in acute coronary heart disease. Um estudo de controlo de caso aninhado. J Intern Med. 2000; 247; 205-12
Granger CB, Califf RM, Topol EJ. Thrombolytic therapy for acute myocardial infarction.Drugs. 1992; 44: 293-323
Grant PJ. The effects of high and medium dose metformin therapy on cardiovascular risk factors in patients with type II diabetes. Diabetes Care. 1996; 19: 64-66
Grotemeyer KH, Scharafinski HW, Husstedt IW. "Dois anos de acompanhamento de pacientes que respondem e não respondem à aspirina. Um estudo piloto que incluiu 180 doentes pós-AVC". Thromb Res. 1993; 71: 397-403
Grundmann K, Jaschonek K, Kleine B, Dichgans J, Topka H. "Aspirin non respondant status in patients with recurrent cerebral ischaemic attacks". J Neurol .2003; 250: 63- 66
Guimarães AH, de Bruijne EL, Lisman T, et al. A hipofibrinólise é um fator de risco para a trombose arterial em idade jovem. Br J Haematol. 2009; 145:115-20
Gum PA, Kottke-Marchant K, Poggio ED et al. "Profile and prevalence of aspirin resistance in patients with cardiovascular disease". Am J Cardiol. 2001; 88: 230-235
Gum PA, Kottke-Marchant K, Welsh PA et al. A prospective, blinded determination of the natural history of aspirin resistance among stable patients with cardiovascular disease. J Am Coll Cardiol 2003; 41:961-965
Gurbel PA, Bliden KP, Guyer K, et al. Reatividade plaquetária em doentes e eventos recorrentes pós-stent: resultados do estudo PREPARE POSTSTENTING. J Am Coll Cardiol. 2005; 46:1820 - 1826

Gurbel PA, Bliden KP, Hiatt BL, O'Connor CM. Clopidogrel for coronary stenting: response variability, drug resistance, and the effect of prereatment platelet reactivity. Circulation. 2003; 107:2908-13
Gurbel PA, Bliden K, Zaman KA, Yoho J, Hayes KM, Tantry U. Results of the Estudo de Carga de Clopidogrel com Eptifibatide para Travar a Reatividade das Plaquetas (CLEAR PLATELETS). Circulation. 2005; 111:1153-9
Gurbel PA, Bliden KP, Samara W, et al. "Clopidogrel effects on platelet reactivity in patients with stent thrombosis. Resultados do estudo CREST". J Am Coll Cardiol. 2005; 46:1827-32
Gurbel PA, Erlinge D, Ohman E, et al. Função Plaquetária Durante Terapia Prolongada com Prasugrel e Clopidogrel em Pacientes com SCA Tratados sem Revascularização: The TRILOGY ACS Platelet Function Substudy. JAMA. 2012; 308:1785-1794
Gurbel PA, Erlinge D, Ohman EM, Neely B, Neely M, Goodman SG, Huber K, Chan MY, Cornel JH, Brown E, Zhou C, Jakubowski JA, White HD, Fox KA, Prabhakaran D, Armstrong PW, Tantry US, Roe MT; TRILOGY ACS Platelet Function Substudy Investigators. Função plaquetária durante a terapia prolongada com prasugrel e clopidogrel em pacientes com SCA tratados sem revascularização: o subestudo da função plaquetária TRILOGY ACS. JAMA. 2012; 308: 1785-94
Hackett D1, Davies G, Chierchia S, Maseri A. Oclusão coronária intermitente no enfarte agudo do miocárdio. Valor da terapia combinada de trombolíticos e vasodilatadores. N Engl J Med. 1987; 317:1055-9
Halushka MK, Walker LP, Halushka PV. Variação genética na ciclo-oxigenase 1: efeitos na resposta à aspirina.Clin Pharmacol Ther. 2003; 73: 122-130
Hamm CW et al. Diretrizes da ESC para o tratamento de síndromes coronárias agudas em doentes que se apresentam sem elevação persistente do segmento ST: O grupo de trabalho para a gestão de síndromes coronárias agudas (SCA) em pacientes que se apresentam sem elevação persistente do segmento ST da Sociedade Europeia de Cardiologia (ESC). Eur Heart J. 2011; 32:2999-3054
Harrington RA, Stone GW, McNulty S, White HD, Lincoff AM et al. Inibição de Plaquetas com Cangrelor em Pacientes Submetidos a ICP. N Engl J Med. 2009; 361:2318-2329
Hayward CP, Harrison P, Cattaneo M, Ortel TL, Rao AK. Tempo de fecho do analisador de função plaquetária (PFA-100) na avaliação de perturbações plaquetárias e função plaquetária. Journal of Thrombosis and Haemostasis. 2006; 2:312-9
Helgason CM, Bolin KM, Hoff JA, Winkler SR, Mangat A, Tortorice KL, Brace LD. Desenvolvimento de resistência à aspirina em pessoas com AVC isquémico prévio. Stroke. 1994; 25:2331-6
Hochholzer W, Trenk D, Bestehorn HP, Fischer B, Valina CM, Ferenc M, Gick M, Caputo A, Büttner HJ, Neumann FJ. "Impacto do grau de inibição plaquetária peri-intervencionista após carga com clopidogrel no resultado clínico precoce da colocação electiva de stent coronário". J Am Coll Cardiol. 2006; 48: 1742-50
Horne MK, Chao ES. Heparin binding to resting and activated platelets (Ligação da heparina às plaquetas em repouso e activadas). Blood. 1989; 74: 238-43
Hovens MM, Snoep JD, Eikenboom JC, van der Bom JG, Mertens BJ, Huisman MV. Prevalência de reatividade plaquetária persistente apesar do uso de aspirina: uma revisão sistemática. Am Heart J. 2007; 153:175-81
Ikarugi H, Yamashita T, Aoki R, Ishii H, Kanki K, Yamamoto J. Atividade trombolítica espontânea prejudicada em idosos e fumadores habituais, medida por um novo teste global de trombose. Blood Coag Fib. 2003; 14: 781-784
Ikeda Y, Handa M, Kawano K, Kamata T, Murata M, Araki Y, Anbo H, Kawai Y, Watanabe K, Itagaki I, et al. The role of von Willebrand fator and fibrinogen in platelet aggregation under varying shear stress. J Clin Invest. 1991; 87: 12341240
Isaacsohn JL, Setaro JF, Nicholas C, Davey JA, Diotalevi LJ, Christianson DS, Liskov E, Stein EA, Black HR. Efeitos da terapia com lovastatina nos níveis de antigénio do inibidor do ativador do plasminogénio-1. Am J Cardiol. 1994; 74: 725-737
Grupo de Colaboração ISIS-2 (Segundo Estudo Internacional de Sobrevivência ao Enfarte). Ensaio aleatório de estreptoquinase intravenosa, aspirina oral, ambos ou nenhum dos dois em 17.187 casos de suspeita de enfarte agudo do miocárdio: ISIS-2. Lancet. 1988; 2: 349-60
Iso H, Folsom AR, Koike KA, Sato S, Wu KK, Shimamoto T, Iida M, Komachi

Y. Antigénios do ativador do plasminogénio tecidular e do inibidor do ativador do plasminogénio 1: correlações em homens e mulheres japoneses e caucasianos não fumadores. Thromb Haemost. 1993; 70:475-80
Iso H, Folsom AR, Wu KK, Finch A, Sato S, Munger RG, Shimamoto T, Terao A, Komachi Y. Variáveis hemostáticas em homens japoneses e caucasianos: ativador do plasminogénio tecidular, antitrombina III e proteína C e suas relações com factores de risco coronário. Am J Epidemiol. 1990; 132:41-46
Itakura H, Sobel BE, Boothroyd D, et al. Do plasma biomarkers of coagulation and fibrinolysis differ between patients who have experienced an acute myocardial infarction versus stable exertional angina? Am Heart J. 2007; 154: 1059-1064
Jackson SP, Schoenwaelder SM. Antiplatelet therapy: in search of the 'magic bullet'. Nature Reviews Drug Discovery 2003; 10: 775-789
Jain SK, Nagi DK, Slavin BM, Lumb PJ, Yudkin JS.A terapia com insulina em indivíduos diabéticos de tipo 2 suprime a atividade do inibidor do ativador do plasminogénio (PAI-1) e as moléculas semelhantes à pró-insulina, independentemente do controlo glicémico.Diabet Med. 1993; 10: 27-32
Jansson JH, Nilsson TK, Olofsson BO.Tissue plasminogen activator e outros factores de risco como preditores de eventos cardiovasculares em doentes com angina de peito grave. Eur Heart J. 1991;12: 157-161
Jansson JH, Olofsson BO, Nilsson TK.Valor preditivo da concentração de massa do ativador do plasminogénio tecidular na mortalidade a longo prazo em doentes com doença arterial coronária. Um acompanhamento de 7 anos. Circulation. 1993; 88:2030-4
Jaremo P, Lindahl TL, Fransson SG, Richter A. Individual variations of platelet inhibition after loading doses of clopidogrel. J Intern Med. 2002; 252:233-8
Jin J, Quinton TM , Zhang J, Rittenhouse SE, Kunapuli SP. Adenosine diphosphate (ADP) - induced thromboxane A2generation in human platelets requires coordinated signaling through integrin aIIbp3 and ADP receptors. Sangue 2002; 99:193-198
Johansson L, Jansson JH, Boman K, Nilsson TK, Stegmayr B, Hallmans G. Tissue plasminogen activator, plasminogen activator inhibitor-1, and tissue plasminogen activator/plasminogen activator inhibitor-1 complex as risk factors for the development of a first stroke. Stroke. 2000; 31:26-32
Johnson A, Dovlatova N, Heptinstall S. Agregometria de eléctrodos múltiplos e antagonistas P2Y(12). Thromb Haemost. 2008; 99:1127-1129
Juhan-Vague I, Pyke SD, Alessi MC, Jespersen J, Haverkate F, Thompson SG. Fibrinolytic factors and the risk of myocardial infarction or sudden death in patients with angina pectoris. Circulation. 1996; 94: 2057-63
Juul-Moller S, Edvardsson N, Jahnmatz B, Rosen A, Sorensen S, Omblus R .Ensaio duplo-cego de aspirina na prevenção primária do enfarte do miocárdio em doentes com angina de peito crónica estável. Grupo do Ensaio Sueco de Aspirina para a Angina de Peito (SAPAT). Lancet. 1992; 340:1421-5
Kameneva MV, Burgreen GW, Kono K, Repko B, Antaki JF, Umezu M. Effects of turbulent stresses upon mechanical hemolysis: experimental and computational analysis. ASAIO J. 2004; 50:418-23
Karmohapatra SK, Chakraborty K, Kahn NN, Sinha AK. The role of nitric oxide in aspirin induced thrombolysis in vitro and the purification of aspirin activated nitric oxide synthase from human blood platelets. Am J Hematol. 2007; 82:986-95
Kato K, Yamada D, Midorikawa S, Sato W, Watanabe T. Melhoria da fibrinólise anormal na diabetes mellitus tipo 2 com o agente sensibilizador de insulina, troglitazona. Metabolism. 2000; 49: 662-665
Katsaros KM, Speidl WS, Kastl SP, et al. Plasminogen activator inhibitor-1 predicts coronary in-stent restenosis of drug-eluting stents. J Thromb Haemost. 2008; 6:508 -13
Katz J, Lurie A, Becker D, Metz J. O teste do tempo de lise da euglobulina: Um monitor ineficaz da inibição terapêutica da fibrinólise. Clin Pathol. 1970; 23: 529532
Katz RJ, Hsia J, Walker P, Jacobs H, Kessler C.Effects of hormone replacement therapy on the circadian pattern of atherothrombotic risk factors. Am J Cardiol. 1996; 78: 876-880
Keuren JF, Wielders SJ, Willems GM, Morra M, Cahalan L, Cahalan P, Lindhout T. Thrombogenicity of polysaccharide -coated surfaces. Biomaterials. 2003; 11: 1917-24

Kim JA, Tran ND, Zhou W, Fisher M. Dipyridamole enhances tissue plasminogen activator release by brain capillary endothelial cells. Thromb Res. 2005; 115: 435-438
Kim KE, Woo KS, Goh RY, et al. Comparação dos métodos de deteção laboratorial da resistência à aspirina em doentes com doença arterial coronária. Int J Lab Hematol. 2008; 32:50 -55
Kinlay S, Schwartz GG, Olsson AG, Rifai N, Bao W, Libby P, Ganz P. Endogenous tissue plasminogen activator and risk of recurrent cardiac events after an acute coronary syndrome in the MIRACL. Myocardial Ischemia Reduction with Aggressive Cholesterol Lowering (MIRACL) Study Investigators. Atherosclerosis. 2009; 206:551-5
Kitamura A, Sato S, Kiyama M et al. Trends in the Incidence of Coronary Heart Disease and Stroke and Their Risk Factors in Japan, 1964 to 2003: The Akita- Osaka Study. J Am Coll Cardiol. 2008; 52:71-9
Kitamura A, Sato S, Kiyama M, Imano H, Iso H, Okada T, Ohira T, Tanigawa T, Yamagishi K, Nakamura M, Konishi M, Shimamoto T, Iida M, Komachi Y. Trends in the Incidence of Coronary Heart Disease and Stroke and Their Risk Factors in Japan, 1964 to 2003: The Akita-Osaka Study. J Am Coll Cardiol. 2008; 52:71-9
Ko YG, Suh JW, Kim BH, Lee CJ, Kim JS, Choi D, Hong MK, Seo MK, Youn TJ, Chae IH, Choi DJ, Jang Y.Comparação de 2 testes de função plaquetária no local de atendimento, VerifyNow Assay e Multiple Electrode Platelet Aggregometry, para prever resultados clínicos precoces em pacientes submetidos a intervenção coronária percutânea. Am Heart J. 2011; 161:383-90
LaFayette NG, Skrzypchak AM, Merz S, Bartlett RH, Annich GM. Um método in vitro para avaliar a ativação plaquetária associada a biomateriais. ASAIO J, 2007; 53
Lee CW, Hong MK, Lee JH, Yang HS, Kim JJ, Park SW, Park SJ. Determinantes e significado prognóstico da recanalização coronária espontânea no enfarte agudo do miocárdio. Am J Cardiol. 2001; 87: 951-954
Lepantalo A, Virtanen KS, Heikkila J, Wartiovaara U, Lassila R. Limited early antiplatelet effect of 300 mg clopidogrel in patients with aspirin therapy undergoing percutaneous Coronary interventions. Eur Heart J. 2004; 25:476-83
Lev EI, Patel RT, Maresh KJ, Guthikonda S, Granada J, DeLao T, et al. Aspirina e clopidogrel em pacientes submetidos a intervenção coronária percutânea: o papel da dupla resistência aos medicamentos. J Am Coll Cardiol. 2006; 47:27-33
Levine GN et al. American College of Cardiology F, American Heart Association Task Force on Practice G, Society for Cardiovascular A, Interventions. 2011. Diretrizes ACCF/AHA/SCAI para a Intervenção Coronária Percutânea. Um relatório da American College of Cardiology Foundation/American Heart Association Task Force on Practice Guidelines e da Society for Cardiovascular Angiography and Interventions. J Am Coll Cardiol. 2011; 58:e44-122
Lewis HD, Davis JW, Archibald AG, Steinke WE, Smitherman TC, Doherty JE, Schnaper HW, LeWinter MM, Linares E, Pouget JM, Sabharwal SC, Chesler E, e DeMots H. Protective effects of aspirin against acute myocardial infarction and death in men with unstable angina. Results of a Veterans Administration Cooperative Study. N Engl J Med. 1983; 309: 396-403
Lin Z, Kumar A, SenBanerjee S, Staniszewski K, Parmar K, Vaughan DE, Gimbrone MA Jr, Balasubramanian V, Garcia-Cardena G, Jain MK. Kruppel - like fator 2 (KLF2) regula a função trombótica endotelial. Circ res. 2005; 96: e48-57
Lippi G, Montagnana M, Danese E, Favaloro EJ, Franchini M. Inibidores da glicoproteína IIb/IIIa: uma atualização sobre o mecanismo de ação e a utilização de fármacos funcionais métodos de teste para avaliar a eficácia antiplaquetária. Biomark Med. 2011; 1:63-70
Lodish H, Berk A, Zipursky SL, et al. Molecular Cell Biology. 4ª edição. Secção 22.3, Colagénio: The Fibrous Proteins of the Matrix (As proteínas fibrosas da matriz). New York: W. H. Freeman; 2000
Lordkipanidzé M, Pharand C, Schampaert E, Turgeon J, Palisaitis DA, Diodati JG. A comparison of six major platelet function tests to determine the prevalence of aspirin resistance in patients with stable coronary artery disease. European Heart Journal. 2007; 28: 1702-1708
Lormeau B, Aurousseau MH, Valensi P, Paries J, Attali JR.Hiperinsulinemia e hipofibrinólise: efeitos de um controlo glicémico optimizado a curto prazo com infusão contínua de insulina em doentes diabéticos de tipo II. Metabolism. 1997; 46: 1074- 1079
M Price et al. Standard- vs. High-Dose Clopidogrel Based on Platelet Function Testing after

Percutaneous Coronary Intervention. The GRAVITAS Randomized Trial. JAMA.2011; 305:1097-1105
Macchi L, Christiaens L, Brabant S et al. A resistência in vitro a baixas doses de aspirina está associada ao polimorfismo plaquetário PI A1 (GPIIIa) mas não aos polimorfismos C807T (GP 1a/IIa) e C-5T Kozak (GP Iba). J Am Coll Cardiol. 2003; 42:1115-1119
Macchi L, Christiaens L, Brabant S, Sorel N, Allal J, Mauco G, Brizard A. A resistência à aspirina in vitro está associada ao aumento da sensibilidade das plaquetas ao difosfato de adenosina. Thromb Res. 2002; 107:45-9
Marchetti M, Vignoli A, Bani MR, Balducci D, Barbui T, Falanga A. All-trans retinoic acid modulates microvascular endothelial cell haemostatic properties. Haematologica. 2003; 88: 895-905
Marcucci R, Gori A, Valenti R, Paniccia R, Parodi G, Giusti B, Migliorini A, Gensini G, Antoniucci D, Abbate R. Global high on-treatment platelet reactivity identifies patients at high risk of ischemic events: data from RECLOSE 2-ACS study. European Heart Journal. 2012; 33: 40-41
Marcucci R, Gori AM, Paniccia R, et al. A morte cardiovascular e o enfarte do miocárdio não fatal em doentes com síndrome coronária aguda que recebem stent coronário são previstos pela reatividade plaquetária residual ao ADP detectada por um ensaio no local de tratamento: um seguimento de 12 meses. Circulation. 2009; 119:237- 42
Marcus AJ, Broekman MJ, Drosopoulos JH, Olson KE, Islam N, Pinsky DJ, Levi R. Role of CD39 (NTPDase-1) in thromboregulation, cerebroprotection, and cardioprotection. Semin Thromb Hemost. 2005; 31:234-46
Markle RA, Han J, Summers BD, Yokoyama T, Hajjar KA, Hajjar DP, Gotto AM Jr, Nicholson AC. Pitavastatin alters the expression of thrombotic and fibrinolytic proteins in human vascular cells. J Cell Biochem. 2003; 90: 23-32
Marmur JD, Mitre CA, Barnathan E, Cavusoglu E.Benefício da inibição da glicoproteína plaquetária IIb/IIIa apenas em bolus durante a intervenção coronária percutânea: perspectivas dos resultados muito precoces do ensaio Evaluation of 7E3 for the Prevention of Ischemic Complications (EPIC). Am Heart J. 2006; 152:876-81
Marsh NA, Arocha-Pinango CL. Avaliação do método da placa de fibrina orginal para estimar os activadores do plasminogénio. J Clin Pathol. 1972; 25: 623-624
Martin J. Quinn, Desmond J. Fitzgerald.Medicamentos cardiovasculares. Ticlopidina e Clopidogrel. Circulation. 1999; 100:1667-1672
Matetzky S, Shenkman B, Guetta V, Schechter M, Bienart R, Goldenberg I, et al. "Clopidogrel resistance is associated with increased risk of recurrent atherothrombotic events in patients with acute myocardial infarction". Circulation. 2004; 109:3171- 3175
Matetzky S, Shenkman B, Guetta V, Shechter M, Bienart R, Goldenberg I, et al. A resistência ao clopidogrel está associada a um risco acrescido de eventos aterotrombóticos recorrentes em doentes com enfarte agudo do miocárdio. Circulation 2004; 109:3171-5
Maxwell MJ, Westein E, Nesbitt WS, Giuliano S, Dopheide SM, Jackson SP. Identificação de um processo de agregação plaquetária em duas fases que medeia a formação de trombos dependentes do cisalhamento. Blood. 2007; 109:566-76
May M, Lawlor DA, Patel R, Rumley A, Lowe G, Ebrahim S. Associations of von Willebrand fator, fibrin D-dimer and tissue plasminogen activator with incident coronary heart disease: British Women's Heart and Health cohort study. Eur J Cardiovasc Prev Rehabil. 2007; 14:638-45
Mazzucato M, Cozzi MR, Pradella P, Ruggeri ZM, De Marco L. Distinct roles od ADP receptors in von Willebrand fator- mediated platelet signalling and activation under high flow. Sangue .2004; 104: 3221-7
McCrary JK, Nolasko LH, Hellums JD, Kroll MH. Demonstração direta da ligação do fator von Willebrand marcado com rádio à glicoproteína plaquetária Ib e IIb-IIIa na presença de tensão de cisalhamento. Ann Biomed Eng. 1995; 23: 787-793
- McGill JB, Schneider DJ, Arfken CL, Lucore CL, Sobel BE. Factors responsible for impaired fibrinolysis in obese subjects and NIDDM patients. Diabetes. 1994; 43:104-109
McTavish D, Faulds D, Goa KL. Ticlopidine: an updated review of its pharmacology and therapeutic use in platelet-dependent disorders. Drugs. 1990; 40:238-59 Med .1983; 101:537-44
Mehta JL, Li D, Chen H, Joseph J, Romeo F. Inhibition of LOX-1 by statins may relate to

upregulation of eNOS. Biochem Biophys Res Commun. 2001;289:857- 861
Meltzer ME, Doggen CJ, de Groot PG, Meijers JC, Rosendaal FR, Lisman T.Low thrombin activatable fibrinolysis inhibitor activity levels are associated with an increased risk of a first myocardial infarction in men. Haematologica. 2009 junho; 94: 811-818
Merino A, Cohen M, Badimon JJ, Fuster V, Badimon L. Ação sinérgica da lesão grave da parede e das forças de cisalhamento na formação de trombos na estenose arterial: Definição de um limiar de taxa de cisalhamento trombótico. J Am Coll Cardiol. 1994; 4:10911097
Michelson AD, Barnard MR, Krueger LA, Frelinger AL 3rd, Furman MI. Avaliação da função plaquetária por citometria de fluxo. Methods. 2000; 21:259-70
Michelson AD, Linden MD, Furman MI, Li Y, Barnard MR, Fox ML, Lau WC, McLaughlin TJ, Frelinger AL. Evidence that pre-existent variability in platelet response to ADP accounts for 'clopidogrel resistance'. J Thromb Haemost. 2007; 1:75- 81
Moake JL, Turner NA, Stathopoulos N, Nolasco L, Heliums JD. Involvement of large plasma von Willebrand fator multimers and unusualually large vWF forms derived from endothelial cells in shear stress-induced platelet aggregation. J Clin Invest. 1986; 78: 1456-1461
Mobley JE, Bresee SJ, Wortham DC, Craft RM, Snider CC, Carroll RC. Frequency of nonresponse antiplatelet activity of clopidogrel during pretreatment for cardiac catheterization. Am J Cardiol, 2004; 93:456-8
Montalescot G, Sideris G, Cohen R, Meuleman C, Bal dit Sollier C, Barthelemy O, Henry P, Lim P, Beygui F, Collet JP, Marshall D, Luo J, Petitjean H, Drouet L . Prasugrel comparado com Clopidogrel em dose elevada na síndrome coronária aguda. O estudo aleatório e duplamente cego ACAPULCO. Thromb Haemost. 2010; 103:213-23
Moore, E. W W. Ionized calcium in normal serum, ultrafiltrates, and whole blood determined by ion-exchange electrodes. J. Clin. Invest. 1970; 49: 318-334
Morange PE, Bickel C, Nicaud V, Schnabel R, Rupprecht HJ, Peetz D, Lackner KJ, Cambien F, Blankenberg S, Tiret L; Investigadores AtheroGene. Haemostatic Factors and the Risk of Cardiovascular Death in Patients with Coronary Artery Disease (Factores hemostáticos e o risco de morte cardiovascular em doentes com doença arterial coronária). Arterioscler Thromb Vasc Biol. 2006, 26:2793-2799
Morange PE, Saut N, Alessi MC, et al. Association of plasminogen activator inhibitor (PAI)-1 (SERPINE1) SNPs with myocardial infarction, plasma PAI-1, and metabolic parameters: the HIFMECH study. Arterioscler Thromb Vasc Biol.2007; 27:2250 -7
Morel et al: Impaired platelet responsiveness to clopidogrel identified by flow cytometric VASP phosphorylation in patients with subacute stent thrombosis: Thromb Haemost. 2007; 98
Moritz MW, Reimers RC, Baker RK, Sutera SP, Joist JH. Role of cytoplasmic and releasable ADP in platelet aggregation induced by laminar shear stress (Papel do ADP citoplasmático e libertável na agregação plaquetária induzida por tensão de cisalhamento laminar). J Lab Clin Med. 1983; 101:537-44
Moriyama Y, Ogawa H, Oshima S, Arai H, Takazoe K, Shimomura H, Hirai N, Suefuji H, Soejima H, Nishiyama K, Misumi K, Yasue H. Relação entre a atividade sérica da enzima conversora da angiotensina e a atividade plasmática do inibidor do ativador do plasminogénio em doentes com enfarte do miocárdio recente. Coronary artery disease.1998; 9: 691-696
Morrow DA, Braunwald E, Bonaca MP, Ameriso SF, Dalby AJ, Fish MP, Fox KA, Lipka LJ, Liu X, Nicolau JC, Ophuis AJ, Paolasso E, Scirica BM, Spinar J, Theroux P, Wiviott SD, Strony J, Murphy SA; Comité de Direção e Investigadores do TRA 2P-TIMI 50. Vorapaxar na prevenção secundária de eventos aterotrombóticos. N Engl J Med. 2012; 366:1404-13
Mueller MR, Salat A, Stangl P, Murabito M, Pulaki S, Boehm D, Koppensteiner R, Ergun E, Mittlboeck M, Schreiner W, Losert U, Wolner E.Variable platelet response to low-dose ASA and the risk of limb deterioration in patients submitted to peripheral arterial angioplasty. Thromb Haemost. 1997; 78:1003-7
Muir AR, McMullin MF, Patterson C, McKeown PP. Assessment of aspirin resistance varies on a temporal basis in patients with ischaemic heart disease. Heart. 2009; 95: 1225-29
Muller I, Besta F, Schulz C, Massberg S, Schonig A, Gawaz M. Prevalência de não respondedores ao clopidogrel em doentes com angina de peito estável programados para colocação electiva de stent coronário. Thromb Haemost. 2003; 89:783-7
Muller I, Seyfarth M, Rudiger S et al. Effect of a high loading dose of clopidogrel on platelet function in patients undergoing coronary stent placement. Heart. 2001; 85:92- 93

Mussoni L, Mannucci L, Sirtori M, Camera M, Maderna P, Sironi L, Tremoli E. Hypertriglyceridaemia and regulation of fibrinolytic activity. Arterioscler Thromb. 1992; 12: 19-27
Nadar SK, Blann AD, Kamath S, Beevers DG, Lip GY. Platelet indexes in relation to target organ damage in high-risk hypertensive patients: a substudy of the Anglo- Scandinavian Cardiac Outcomes Trial (ASCOT). J Am Coll Cardiol. 2004; 44:415-22
Ndrepepa G, Kastrati A, Mehilli J, Neumann F, Berg J, Bruskina O et al.One- year clinical outcomes with abciximab vs. placebo in patients with non-ST- segment elevation acute coronary syndromes undergoing percutaneous coronary intervention after pre-treatment with clopidogrel: results of the ISAR-REACT 2 randomized trial. Eur Heart J. 2008; 29: 455-461
Nguyen TA, Diodati JG, Pharand C. Resistência ao clopidogrel: uma revisão das evidências. J Am Coll Cardiol. 2005; 45: 1157-1164
Nievelstein PF, D'Alessio PA, Sixma JJ. Fibronec-tin in platelet adhesion to human collagen types I and III: use of nonfibrillar and fibrillar collagen in flowing blood studies. Arteriosclerosis. 1988;8: 200-206
Nishida H, Murata M, Miyaki K, Omae K, Watanabe K, Ikeda Y. Teste de trombose de Gorog: análise dos factores que influenciam a formação de trombos oclusivos. Blood Coagul Fibrinolysis. 2006; 17: 203-207
Nishida H, Murata M, Miyaki K, Omae K, Watanabe K, Ikeda Y. Teste de trombose de Gorog: análise dos factores que influenciam a formação de trombos oclusivos. Blood Coagul Fibrinolysis. 2006; 3:203-7
Nordenhem A, Leander K, Hallqvist J, de Faire U, Sten-Linder M, Wiman B. O complexo entre o tPA e o PAI-1: fator de risco para o enfarte do miocárdio estudado no projeto SHEEP. Thromb Res. 2005; 116:223-32
Notarbartolo A, Davi G, Averna M, et al. Inibição da biossíntese do tromboxano e da função plaquetária pela sinvastatina na hipercolesterolemia tipo IIa. Arterioscler Thromb Vasc Biol. 1995; 15:247 - 251
O'Donoghue ML, Bhatt DL, Wiviott SD, Goodman SG, Fitzgerald DJ, Angiolillo DJ, Goto S, Montalescot G, Zeymer U, Aylward PE, Guetta V, Dudek D, Ziecina R, Contant CF, Flather MD; LANCELOT-ACS Investigators.Segurança e tolerabilidade de atopaxar no tratamento de pacientes com síndromes coronárias agudas: as lições de antagonizar os efeitos celulares de ThrombinAcute Coronary Syndromes Trial. Circulation. 2011; 123:1843-53
Offeman RD, Williams MC. Efeitos materiais na hemólise induzida por cisalhamento. Biomater Med Devices Artif Organs .1979; 7:359-391
Ohmori T, Yatomi Y, Nonaka T, Kobayashi Y, Madoiwa S, Mimuro J, Ozaki Y, Sakata Y. A resistência à aspirina detectada com agregometria não pode ser explicada pela atividade da ciclo-oxigenase: envolvimento de outras vias de sinalização em eventos cardiovasculares de pacientes tratados com aspirina. J Thromb Haemostat. 2006; 4:1271-1278
Ozuyaman B, Ebner P, Niesler U, Ziemann J, Kleinbongard P, Jax T, Godecke A, Kelm M, Kalka C. O óxido nítrico regula diferencialmente a proliferação e a mobilização de células progenitoras endoteliais, mas não de células estaminais hemopoiéticas. Thromb Haemostat .2005; 94: 770-772
Pamukcu B, Oflaz H, Nisanci Y. "O papel do polimorfismo da glicoproteína plaquetária IIIa na alta prevalência de resistência à aspirina in vitro em pacientes com reestenose de stent intracoronário". American Heart Journal .2005; 149: 675-680
Pamukcu B, Oflaz H, Oncul A, Umman B, Mercanoglu F, Ozcan M, Meric M, Nisanci Y. O papel da resistência à aspirina no desfecho de pacientes com síndrome coronária aguda e o efeito da terapia com clopidogrel na prevenção de eventos cardiovasculares maiores. J Thromb Thrombolysis. 2006; 22:103-110
Pandolfi A, lacoviello L, Capani F, Vitacolonna E, Donati MB, Consoli A.Glucose and Insulinindependently reduce the fibrinolytic potential of human vascular smooth muscle cells in culture.Diabetologia. 1996; 39: 1425-1431
Paniccia R, Antonucci E, Maggini N, Miranda M, Gori AM, Marcucci R, Giusti B, Balzi D, Prisco D, Abbate R. Comparação de métodos para monitorizar a reatividade plaquetária residual após o clopidogrel através de testes point-of-care em sangue total em doentes de alto risco. Thromb Haemost. 2010; 104:287-92
Paniccia R, Antonucci E, Maggini N, Romano E, Gori AM, Marcucci R, Prisco D, Abbate R.

Avaliação da função plaquetária no sangue total por agregometria de eléctrodos múltiplos em doentes de alto risco com doença arterial coronária a receber terapêutica antiplaquetária. Am J Clin Pathol. 2009; 131:834-42
Parodi G et al. Reatividade plaquetária residual elevada após carga de clopidogrel e eventos cardiovasculares a longo prazo em doentes com síndromes coronárias agudas submetidos a ICP. JAMA .2011;306:1215-1223
Patel P, Gonzales R, Dokainish H, Lakkis N. Impacto do difosfato de adenosina e da quelação de cálcio no teste de agregação plaquetária em doentes que recebem terapêutica com clopidogrel. J Acc Coll Cardiol 2006; 47: 464-471
Patti G, Colonna G, Pasceri V, Pepe LL, Montinaro A, Di Sciascio G. Resultados do Estudo ARMYDA-2 (Antiplatelet therapy for Reduction of MYocardial Damage during Angioplasty). Randomized Trial of High Loading Dose of Clopidogrel for Reduction of Periprocedural Myocardial Infarction in Patients Undergoing Coronary Intervention. Circulation. 2005; 111:2099-2106
Patti G, Nusca A, Mangiacapra F, Gatto L, D'Ambrosio A, Di Sciascio G. Point- of-Care Measurement of Clopidogrel Responsiveness Predicts Clinical Outcome in Patients Undergoing Percutaneous Coronary Intervention: Resultados do Estudo ARMYDA-PRO (Antiplatelet therapy for Reduction of MYocardial Damage during Angioplasty- Platelet Reactivity Predicts Outcome). J Am Coll Cardiol. 2008; 52:1128-1133
Pradhan AD, LaCroix AZ, Langer RD, Trevisan M, Lewis CE, Hsia JA, Oberman A, Kotchen JM, Ridker PM. Tissue plasminogen activator antigen and D-dimer as markers for atherothrombotic risk among healthy postmenopausal women. Circulation 2004; 110: 292-300
Price MJ, Endemann S, Gollapudi RR, Valencia R, Stinis CT, Levisay JP, Ernst A, Sawhney NS, Schatz RA, Teirstein PS. Prognostic significance of postclopidogrel platelet reactivity assessed by a point-of-care assay on thrombotic events after drug- eluting stent implantation. Eur Heart J. 2008; 29:992-1000
Price MJ et al. Standard- vs high-dose clopidogrel based on platelet function testing after percutaneous coronary intervention: the GRAVITAS randomized trial. JAMA. 2011; 305:1097-1105
Quinlan NJ, Dooley PN. Models of flow-induced loading on blood cells in laminar and turbulent flow, with application to cardiovascular device flow and turbulent flow, with application to cardiovascular device flow. Ann Biomed Eng.
2007; 35:1347-56
Quinlan NJ, Dooley PN. Models of flow-induced loading on blood cells in laminar and turbulent flow, with application to cardiovascular device flow. Ann Biomed Eng. 2007; 35:1347-56
Rakugi H, Wang DS, Dzau VJ, Pratt RE. Potencial importância da inibição da enzima conversora de angiotensina tecidual na prevenção da formação neointimal. Circulation. 1994; 90: 449-455
Ralevic V. e Burnstock, G. Pharmacol. Rev.1998; 50:413
Rebello SS, Huang J, Faul JD, Luccesi BR. Role of extracellular ionized calcium in the in vitro assessment of GPIIbIIIa antagonists. J Thromb Thrombol. 2000; 9: 23-28
Rentrop KP, Feit F, Blanke H, Stecy P, Schneider R, Rey M, Horowitz S, Goldman M, Karsch K, Meilman H, et al. Effects of intracoronary streptokinase and intracoronary nitroglycerin infusion on coronary angiographic patterns and mortality in patients with acute myocardial infarction. N Engl J Med. 1984; 311: 1457 -63
Robertson TL, Kato H, Rhoads GG, Kagan A, Marmot M, Syme SL, Gordon T, Worth RM, Belsky JL, Dock DS, Miyanishi M, Kawamoto S. Epidemiologic studies of coronary heart disease and stroke in Japanese men living in Japan, Hawaii and California. Incidência de enfarte do miocárdio e morte por doença coronária. Am J Cardiol .1977; 39:239-43
Rodgers RP, Levin J. Uma reavaliação crítica do tempo de hemorragia. Semin Thromb Hemost. 1990; 16: 1-20
Roe M, Moliterno D. O ensaio EPILOG. O Abciximab previne complicações isquémicas durante a angioplastia. Avaliação em PTCA para melhorar o resultado a longo prazo com Abciximab GP IIb/IIIa Blockade. Cleve Clin J Med. 1998; 65:267-72
Rossi, E. C. & Lousi, G. A time-dependent increase in the responsiveness of platelet- rich plasma to epinephrine. J. Lab. Clin. Med. 1975; 85: 300-306

Ruggeri ZM. O papel do fator von Willebrand na formação de trombos. Thromb Res. 2007; 120:S5-S9
Sabatine MS, Cannon CP, Gibson CM, et al, para os investigadores do CLARITY-TIMI 28. Addition of clopidogrel to aspirin and fibrinolytic therapy for myocardial infarction with ST-segment elevation.N Engl J Med. 2005; 352:117989
Sakkinen PA, Macy EM, Callas PW, Cornell ES, Hayes TE, Kuller LH, Tracy RP. Am. J. Epidemiol. 1999; 149: 261-7
Saraf S, Bensalha I, Gorog DA. Antiplatelet Resistance-Does it Exist and How to Measure it? Clin Med Cardiol. 2009; 3: 77-91
Saraf S, Wellsted D, Sharma S, Gorog DA. Teste de trombose global induzida por cisalhamento em sangue nativo: O papel fundamental do ADP permite a monitorização da terapêutica com antagonistas P2Y12. Thromb Res. 2009; 124: 447-451
Saraf S, Christopoulos C, Salha IB, Stott DJ, Gorog DA. Impaired endogenous thrombolysis in acute coronary syndrome patients predicts cardiovascular death and nonfatal myocardial infarction. J Am Coll Cardiol. 2010; 55: 2107-15
Scarabin PY, Arveiler D, Amouyel P et al. O fibrinogénio plasmático explica grande parte da diferença no risco de doença coronária entre a França e a Irlanda do Norte. O estudo PRIME. Atherosclerosis. 2003; 166: 103-9
Scarborough RM.Desenvolvimento do Eptifibatide. Am Heart J. 1999; 138:10931104
Scrutinio D, Cimminiello C, Marubini E, Pitzalis MV, Di Biase M, Rizzon P. Ticlopidine versus aspirin after myocardial infarction (STAMI) trial. JACC. 2001; 5:259-65
Shahar E, Folsom AR, Salomaa VV, Stinson VL, McGovern PG, Shimakawa T, Chambless LE, Wu KK.Relação entre a terapia de substituição hormonal e as medidas da atividade fibrinolítica plasmática. Circulation.1996; 93: 1970-1975.
Shattil SJ, Brass LF. A interação do cálcio extracelular com o complexo da glicoproteína IIbIIIa da membrana plaquetária. Nouv Rev Fr Haematol. 1985; 27: 211-217
Shattil SJ, Budzynski A, Scrutton MC. Epinephrine induces platelet fibrinogen recetor expression, fibrinogen binding, and aggregation in whole blood in the absence of other excitatory agonists. Blood. 1989; 73:150-158
Shigematsu K et al. Caraterísticas, factores de risco e mortalidade de doentes com AVC em Quioto, Japão. BMJ Open 2013; 3:e002181
Sibbing D, Braun S, Jawansky S, Vogt W, Mehilli J, Schomig A, Kastrati A, von Beckerath N. Assessment of ADP-induced platelet aggregation with light transmission aggregometry and multiple electrode platelet aggregometry before and after clopidogrel treatment. Thromb Haemost. 2008; 99:121-126
Sibbing D, Morath T, Stegherr J et al. Impact of proton pump inhibitors on the antiplatelet effects of clopidogrel. Thromb Haemost. 2009; 101:714-19
Sibbing D et al. Antiplatelet effects of clopidogrel and bleeding in patients undergoing coronary stent placement. J Thromb Haemost. 2010; 8:250-256
Sibbing D et al. Reatividade plaquetária após tratamento com clopidogrel avaliada com análise no local de prestação de cuidados e trombose precoce de stent com eluição de fármacos. J Am Coll Cardiol. 2009; 53:849-856
Simon AD, Yazdani S, Wang W, Schwartz A, Rabbani LE. Os níveis circulantes de IL-1beta, uma citocina pró-trombótica, estão elevados na angina instável versus angina estável. J Thromb Thrombolysis. 2000; 9:217-22
Simpson AJ, Gray RS, Moore NR, Booth NA. Os efeitos do tabagismo crónico no potencial fibrinolítico do plasma e das plaquetas. Br J Haematol. 1997; 97:208-13
Smith A, Patterson C, Yarnell J, Rumley A, Ben-Shlomo Y, Lowe G. Which haemostatic markers add to the predictive value of conventional risk factors for coronary heart disease and ischaemic stroke? The Caerphilly Study. Circulation. 2005; 112: 3080-7
Snoep JD, Hovens MM, Eikenboom JC, van der Bom JG, Jukema JW, Huisman MV. Não-responsividade ao clopidogrel em pacientes submetidos a intervenção coronária percutânea com stent: uma revisão sistemática e meta-análise. Am Heart J. 2007; 154:221-31
Snoep JD, Hovens MM, Eikenboom JC, Van der Bom JG, Huisman MV. Associação da resistência à aspirina definida laboratorialmente com um risco mais elevado de eventos

cardiovasculares recorrentes: uma revisão sistemática e meta-análise. Arch Intern Med. 2007;167:1593-9
Sobel BE, Woodcock-Mitchell J, Schneider DJ, Holt RE, Marutsuka K. Aumento do inibidor do ativador do plasminogénio tipo 1 em amostras de aterectomia da artéria coronária de pacientes diabéticos tipo 2 em comparação com pacientes não diabéticos: um potencial fator de predisposição para a trombose e a sua persistência. Circulation. 1998; 97: 2213-21
Soeki T, Tamura Y, Shinohara H, Sakabe K, Onose Y, Fukuda N. A concentração plasmática de factores fibrinolíticos na fase subaguda do enfarte do miocárdio prediz a recorrência de enfarte do miocárdio ou morte súbita cardíaca. Int J Cardio. 2002; 85:277-283
Soeki T, Tamura Y, Shinohara H, Sakabe K, Onose Y, Fukuda N. As concentrações plasmáticas de factores fibrinolíticos na fase subaguda do enfarte do miocárdio são um indicador de enfarte do miocárdio recorrente ou morte súbita cardíaca. Int J Cardiol. 2002; 85:277- 83
Spencer CG, Felmeden DC, Blann AD, Lip GY. Efeitos dos fármacos anti-hipertensivos "mais recentes" e "mais antigos" nos factores hemorreológicos, plaquetários e endoteliais. Um subestudo do Anglo-Scandinavian Cardiac Outcomes Trial. Am J Hypertens. 2007; 6:699-704
Spencer CG, Felmeden DC, Blann AD, Lip GY. Índices hematológicos, plaquetários e endoteliais em relação a medidas globais de risco cardiovascular em doentes hipertensos: um subestudo do Anglo-Scandinavian Cardiac Outcomes Trial. J Intern Med. 2007; 261:82-90
Stepp DW, Nishikawa Y, Chilian WM. Regulação da tensão de cisalhamento na microcirculação coronária canina.Circulation.1999; 100: 1555-1561
Steven R. Steinhubl, Peter B. Berger, J. Tift Mann III, Edward T. A. Fry, Augustin DeLago, Charles Wilmer, Eric J. Topol, para os investigadores do CREDO.
Terapia Antiplaquetária Oral Dupla Precoce e Sustentada Após Intervenção Coronária Percutânea. JAMA .2002; 19: 2411-2420
Stief TW, Frohlich S, Renz H, Determinação do estado fibrinolítico global. Blood Coagul Fibrinolysis. 2007; 18:479-487
Stief TW, Hinz F, Kurz J, Doss MO, Kretschmer V. Um ensaio de rastreio simples para parâmetros simples de fibrinólise. Thromb Res. 2000; 97:231-237
Stief TW. O ensaio de lise oxidativa intrínseca do coágulo. Clin Appl Thromb Hemost. 2007; 13: 369 -83
Strony J, Beaudoin A, Brands D, Adelman B. Análise da tensão de cisalhamento e dos factores hemodinâmicos num modelo de estenose e trombose da artéria coronária. AmJ Physiol .1993; 265: 1787-1796
Stone GW et al. ADAPTS-DES Investigators. Platelet reactivity and clinical outcomes after coronary artery implantation of drug-eluting stents (ADAPT- DES): a prospective multicentre registry study. Lancet. 2013; 382:614-623
Suzuki K, Muto Y, Fushihara K, Kanemoto K, Iida H, Sato E, Kikuchi C, Matsushima T, Kato E, Nomoto M, Yoshioka S, Ishii H.Enhancement of fibrinolysis by EF6265 [(S)-7-mino-2-[[[[®-2-methyl-i-(3-phenylpropanoyl- amino) propyl]hydroxyphosphinoyl]methyl]methyl]heptanoic acid], a specific inhibitor of plasma carboxypeptidase. Br J Pharmacol Exp Ther. 2004; 309: 607-615
Swan HJ. Acute myocardial infarction: a failure of timely, spontaneous thrombolysis. J Am Coll Cardiol. 1989; 13: 1435-1437
Taher TH, Stang L, Gordon PA, Armstrong PW. Clopidogrel does not induce fibrinolysis in healthy subjects. Thromb Res. 2004; 114:97-100
Takamiya T, Kadowaki T, Zaky WR, Ueshima H, Evans RW, Okamura T, Kashiwagi A, Nakamura Y, Kita Y, Tracy RP, Kuller LH, Sekikawa A. Os determinantes dos níveis plasmáticos do inibidor do ativador do plasminogénio-1 diferem entre homens americanos e japoneses com idades compreendidas entre os 40 e os 49 anos. Diabetes Res Clin Pract. 2006; 72:17682
Takeya Y, Popper JS, Shimizu Y, Kato H, Rhoads GG, Kagan A. Epidemiologic studies of coronary heart disease and stroke in Japanese men living in Japan, Hawaii and California: incidence of stroke in Japan and Hawaii. Stroke. 1984; 15:15-23
Tantry US, Bliden KP, Gurbel PA. Sobreestimação da deteção da resistência plaquetária à aspirina pelo mapeamento plaquetário trombelastográfico e validação por agregometria convencional utilizando estimulação com ácido araquidónico. J. Am. Coll. Cardiol 2005; 46:1705 - 1709

Tanuichi M, Kurz HI, Lasala JM. Randomized Comparison of Ticlopidine and Clopidogrel After Intracoronary Stent Implantation in a Broad Patient Population. Circulation. 2001; 104:539-543

Taomoto K, Ohnishi H, Kuga Y, Nakashima K, Ichioka T, Kodama Y, Kubota H, Tominaga T, Hirose T, Hayashi M, Kinugasa C, Yamashita T, Yamamoto J. Função plaquetária e atividade trombolítica espontânea de doentes com enfarte cerebral avaliada pelo teste de trombose global. Pathophysiol Haemost Thromb. 2009; 10: 43- 48

Taubert D, Kastrati A, Harlfinger S et al. Farmacocinética do clopidogrel após administração de uma dose de carga elevada. Thromb. Haemost 2004; 92:311-316

Investigadores do Ensaio Clínico do Clopidogrel em Angina Instável para Prevenir Eventos Recorrentes. Efeitos do Clopidogrel em adição à Aspirina em Pacientes com Síndromes Coronárias Agudas sem Elevação do Segmento ST. N Engl J Med. 2001; 345:494-502

O investigador ESPRIT. Novo regime de dosagem de eptifibatide na implantação planeada de stent coronário (ESPRIT): um ensaio aleatório, controlado por placebo. The Lancet. 2000; 356: 2037 - 2044

Investigadores do IMPACT-II. Ensaio aleatório controlado por placebo sobre o efeito do eptifibatide nas complicações da intervenção coronária percutânea: IMPACT-II. Integrilin to Minimise Platelet Aggregation and Coronary Thrombosis-II (Integrilina para minimizar a agregação plaquetária e a trombose coronária). Lancet. 1997; 349:1422-1428

Investigadores do Ensaio PURSUIT. Inibição da Glicoproteína IIb/IIIa Plaquetária com Eptifibatide em Pacientes com Síndromes Coronárias Agudas. N Engl J Med 1998; 339:436-443

Investigadores do TRA-PCI. Safety and tolerability of SCH 530348 in patients undergoing non-urgent percutaneous coronary intervention: a randomised, double- blind, placebo-controlled phase II study.The Lancet. 2009; 373:919-928

Thögersen AM, Jansson JH, Boman K, Nilsson TK, Weinehall L, Huhtasaari F, Hallmans G. Níveis elevados de inibidor do ativador do plasminogénio e de ativador do plasminogénio tecidular no plasma precedem um primeiro enfarte agudo do miocárdio, tanto em homens como em mulheres: evidência do sistema fibrinolítico como fator de risco primário independente. Circulation. 1998; 98:2241-7

Topol EJ, os Investigadores do EPISTENT. Ensaio aleatório controlado por placebo e controlado por angioplastia com balão para avaliar a segurança do stent coronário com utilização de bloqueio da glicoproteína-IIb/IIIa plaquetária. Lancet 1998; 352; 9122: Páginas 87 - 92

Tregouet DA, Schnabel R, Alessi MC, et al. Os níveis do inibidor de fibrinólise ativável por trombina activada estão associados ao risco de morte cardiovascular em doentes com doença arterial coronária: o estudo AtheroGene. J Thromb Haemost. 2009; 7:49 -57

Tregouet DA, Schnabel R, Alessi MC, Godefroy T, Declerck PJ, Nicaud V, Munzel T, Bickel C, Rupprecht HJ, Lubos E, Zeller T, Juhan-Vague I, Blankenberg S, Tiret L, Morange PE; AtheroGene Investigators. Activated thrombin activable finrinolytic inhibitor levels are associated with the risk of cardiovascular death in patients with coronary artery disease: the AtheroGene study. J Thromb Haemost. 2009; 7:49-57

Trenk D, Stone GW, Gawaz M, Kastrati A, Angiolillo DJ, Müller U, Richardt G, Jakubowski JA, Neumann FJ. A randomized trial of prasugrel versus clopidogrel in patients with high platelet reactivity on clopidogrel after elective percutaneous coronary intervention with implantation of drug-eluting stents: results of the TRIGGER-PCI (Testing Platelet Reactivity In Patients Undergoing Elective Stent Placement on Clopidogrel to Guide Alternative Therapy With Prasugrel) study. J Am Coll Cardiol. 2012; 59:2159-64

Tricoci P, Huang Z, Held C, Moliterno DJ, Armstrong PW, Van de Werf F, White HD, Aylward PE, Wallentin L, Chen E et al para os Investigadores TRACER. Thrombin-recetor antagonist vorapaxar in acute coronary syndromes. N Engl J Med. 2012; 366:20-33

Turin TC, Kokubo Y, Murakami Y, et al. Risco ao longo da vida de enfarte agudo do miocárdio no Japão. Circulação 2010; 3:701-3

Uman VA, Kloeg PH, Bronzwaer J. O ensaio Capture. The Lancet. 1997; 350: 445

Undas A1, Brummel-Ziedins KE, Mann KG. Antithrombotic properties of aspirin and resistance to aspirin: beyond strictly antiplatelet actions. Blood. 2007 ;109:2285-92

Ueshima H, Tatara K, Asakura S, Okamoto M. Tendências decrescentes no nível da pressão

arterial e na prevalência da hipertensão, e alterações nos factores relacionados no Japão, 1956-1980. J Chron Dis 1987; 40: 137-147
Van Hinsbergh VW, Kooistra T, Emeis JJ, Koolwijk P. Regulation of plasminogen activator production by endothelial cells: role in fibrinolysis and local proteolysis. Int J Radiat Biol. 1991; 60:261
Vaughan DE, Rouleau JL, Ridker PM, Arnold JM, Menapace FJ, Pfeffer MA. Efeitos do ramipril no equilíbrio fibrinolítico plasmático em doentes com enfarte agudo do miocárdio anterior. Investigadores do estudo HEART. Circulation. 1997; 96: 442447
Vaughan DE. Fibrinolytic balance, the renin-angiotensin system and atherosclerotic disease. Eur Heart J. 1998; 19: G9-12
Von Beckerath N, Taubert D, Pogasta-Murray G, et al. Absorção, metabolização e efeitos antiplaquetários de doses de carga de 300, 600 e 900 mg de clopidogrel: resultados do ensaio ISAR-CHOICE (Intracoronary Stenting and Antithrombotic Regimen: Choose Between 3 High Oral Doses for Immediate Clopidogrel effect) Trial. Circulation. 2005; 112:2946-50
Von Beckerath N, Kastrati A, Wieczorek A, Pogasta-Murray G, Sibbing D, Schoemig A. Uma comparação aleatória duplamente cega entre duas doses de manutenção de clopidogrel após intervenção coronária percutânea (ISAR-CHOICE 2 Trial). Eur Heart J. 2006; 27:503
Wallén NH, Larsson PT, Brôijersén A, Andersson A, Hjemdahl P. Effects of an oral dose of isosorbide dinitrate on platelet function and fibrinolysis in healthy volunteer. Br. J. clin. Pharmac.1993; 35:143-151
Wallentin L, Becker RC, Budaj A et al. Ticagrelor versus clopidogrel em pacientes com síndromes coronárias agudas. N Engl J Med 2009; 361:1045-1057
Wang TJ, Gona P, Larson MG, et al. Multiple biomarkers for the prediction of first major cardiovascular events and death N Engl J Med 2006; 355:2631-2639
Weiner MA, Sniderman KW, Sos TA, Saddekni S, Silane M. Dois casos de lise espontânea de trombos arteriais. Cardiovasc Intervent Radiol. 1984; 7: 2427
Wiesbauer F, Kaun C, Zorn G, Maurer G, Huber K, Wojta J. Os inibidores da HMG COA redutase afectam o sistema fibrinolítico das células vasculares humanas in vitro: um estudo comparativo utilizando diferentes estatinas.Br J Pharmacol. 2002; 135: 284-292
Williams S, Fatah K, Hjemdahl P, Blombäck M. Better increase in fibrin gel porosity by low dose than intermediate dose acetylsalicylic acid. Eur Heart J. 1998; 19:1666-1672
Wiviott SD, Braunwald E, McCabe CH, et al, TRITON-TIMI 38 Investigators. Prasugrel versus clopidogrel em pacientes com síndromes coronárias agudas. N Engl J Med. 2007; 357: 2001-2015
Wiviott SD, Braunwald E, McCabe CH, et al. Prasugrel versus clopidogrel em pacientes com síndromes coronárias agudas. N Engl J Med. 2007; 357:2001-15
Wiviott SD, Trenk D, Frelinger AL, O'Donoghue M, Neumann FJ, Michelson AD, Angiolillo DJ, Hod H, Montalescot G, Miller DL, Jakubowski JA, Cairns R, Murphy SA, McCabe CH, Antman EM, Braunwald E . Prasugrel Comparado com Clopidogrel em Dose Elevada de Carga e Manutenção em Pacientes com Intervenção Coronária Percutânea Planeada.Circulation. 2007; 116:2923-32
Wright RS, Anderson JL, Adams CD et al. 2011 ACCF/AHA Focused Update of the Guidelines for the Management of Patients With Unstable Angina/Non-ST- Elevation Myocardial Infarction (Updating the 2007 Guideline): a report of the American College of Cardiology Foundation/American Heart Association Task Force on Practice Guidelines. Circulation. 2011; 123: 2022-2060
Wright RA, Flapan AD, Alberti KG, Ludlam CA, Fox KA. Effects of captopril therapy on endogenous fibrinolysis in men with recent, uncomplicated myocardial infarction. J Am Coll Cardiol. 1994; 24: 67-73
Yamamoto J, Yamashita T, Ikarugi H, Taka T, Hashimoto M, Ishii H, Watanabe S, Kovacs IB. Gorog thrombosis test: a global in vitro test of platelet function and thrombosis. Blood Coagul Fibrinolysis. 2003; 14:31-39
Yamashita T, Sato A, Ikarugi H, Inoue A, Kitamori K, Ishii H, Yamamoto J. Redução significativa da atividade trombolítica espontânea em homens mais velhos: uma possível explicação para as diferenças de género no risco de síndromes coronárias activas. Thr Res. 2005; 116: 127-131

Yarnell J, McCrum E, Rumley A. et al. Associação dos níveis de factores trombóticos e inflamatórios da população europeia com o risco de doença coronária: o estudo MONICA Optional Haemostasis Study. Eur Heart J. 2005;26:332-42

Zambrana JL, Velasco F, Castro P, Concha M, Vallés F, Montilla P, Jimenéz-Perepérez JA, López-Miranda J, Pérez-Jiménez F. Comparação entre bezafibrato e lovastatina para reduzir as concentrações plasmáticas de insulina, fibrinogénio e inibidor do ativador-1 em doentes hiperlipémicos submetidos a transplante cardíaco. Am J Cardiol. 1997; 80:836-40

Zeymer U, Margenet A, Haude M, Bode C et al.Randomized Comparison of Eptifibatide Versus Abciximab in Primary Percutaneous Coronary Intervention in Patients With Acute ST-Segment Elevation Myocardial Infarction.Results of the EVA-AMI Trial. J Ac Coll Cardiol. 2010; 56: 463-469

Zhang JN1, Bergeron AL, Yu Q, Sun C, McIntire LV, López JA, Dong JF. Platelet aggregation and activation under complex patterns of shear stress (Agregação e ativação de plaquetas sob padrões complexos de tensão de cisalhamento). Thromb Haemost. 2002; 5:817-21

Zucker MB, Grant RA. Perda não reversível da agregabilidade plaquetária induzida pela privação de cálcio.Blood. 1978; 52: 505-13

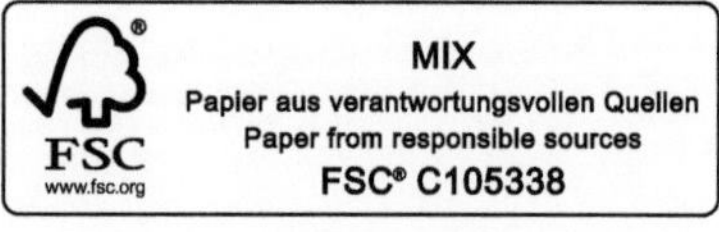

Printed by Books on Demand GmbH, Norderstedt / Germany